桂林古本

傷寒雜病論

校勘說明

《桂林古本傷寒雜病論》（以下簡稱桂林古本）是傷寒論諸多版本中一個比較特殊的存在。據稱此版本原被張仲景第四十六世孫張紹祖所珍藏，後於1894年傳於桂林左盛德。

據本書序中說，相傳仲景原書本有十三稿，惜已失傳。張紹祖所存者為第十二稿，而王叔和所得相傳為第七稿。桂林古本與現行最為公認的宋本《傷寒論》相比，不僅在內容上有著較大的出入，而且目錄編次亦不相類。其間諸多不同，在此茲不贅述，讀者只需簡單翻閱目錄即可知其大要。

目前學術界對此版本的評價並不統一，有學者認為該版本句無語病，載方無佚，內容更全面，章節更合理，因此足可補宋本不足。但也有學者透過「刪王叔和按語而暗用其義」「刪林億校語而暗用其義」進行詳細論證，堅定地認為該版本應為偽書，而不是張仲景第十二稿。是真是偽，是否後人摻入混淆，本屬文獻考證工作者的專業領域，但對於普通讀者的認知是有潛在影響的。因此，建議讀者們在閱讀此書時，既要抱有熱情，同時也應帶點懷疑的精神。

讀書不僅是為了增加知識的，更是為了明智的。桂林古本的原編輯者，很可能也只是為了自己臨床參考的方便，而非託名偽造古書的本意。何況，收錄在桂林古本中的部分方子，從其配伍原則上看，頗合經旨，對於臨床亦有一定參考價值，值得細讀。

整理過程中的幾點說明如下：

1. 版本選擇。本次整理以1982年張仲景醫史文獻館重印古本木刻版《傷寒雜病論》為底本，以1980年廣西人民出版社出版的桂林古本《傷寒雜病論》為校本。

2. 排版格式。原書中藥方後「右×味」，一律改為「上×味」。句讀遵從國家規範標點符號用法，以順應讀者閱讀習慣。底本所出之方，凡注明「見××病」或「見××病中」，皆據對校本列出原方。

3. 訛誤改正。錯字、通假字等訛誤之字，均予改正，未出注說明。

4. 方藥劑量。文中所涉方藥劑量單位，本次整理保持原貌，不予換算更改。讀者若用其中方藥，藥味、劑量皆宜斟酌損益。

因知識更新日異，筆者學識見識均有限，故本書校對定有不足不當之處，懇請讀者提出寶貴意見，便於再版時修正。

左 序

余聞吾師張紹祖先生之言曰：「吾家傷寒一書，相傳共有一十三稿，每成一稿，傳抄殆遍城邑，茲所存者為第十二稿，餘者或為族人所秘，或付劫灰，不外是矣。叔和所得相傳為第七次稿，與吾所藏者較，其間闕如固多，編次亦不相類，或為叔和所篡亂，或疑為宋人所增刪，聚訟紛如，各執其說。然考晉時尚無刊本，猶是傳抄，唐末宋初始易傳抄為刊刻，遂稱易簡。以此言之，則坊間所刊者，不但非漢時之原稿，恐亦非叔和之原稿也。」

余聆訓之下，始亦疑之，及讀至「傷寒例」一卷，見其於可汗不可汗，可吐不可吐，可下不可下法，盡載其中，於六經已具之文為並不重引，法律謹嚴，始知坊間所刻之辨可汗不可汗，可吐不可吐，可下不可下，以及發汗吐下後各卷，蓋後人以讀書之法，錯雜其間，而未計及編書之法，固不如是也，不然孔氏之徒，問仁者眾，問政者繁，何不各類其類，而憚煩若此耶！吾師諱學正，自言為仲氏四十六世孫，自晉以後遷徙不一，其高祖復初公，自嶺南復遷原籍，寄居光州，遂聚族焉。

吾師雖承家學，不以醫名，亦不輕出此書以示人，余得之受業者，殆有天焉。余宿好方術，得針灸之學於永川鄧師憲章公，後隨侍先嚴遊宦嶺南，與吾師同寅，朝夕相過從，見余手執宋本《傷寒論》，笑問曰：「亦嗜此乎？」時余年僅弱冠，答曰：「非敢云嗜，尚未得其要領，正尋繹耳。」師曰：「子既好學，復知針灸，可以讀《傷寒論》矣，吾有世傳抄本《傷寒雜病論》十六卷，向不示人，得人不傳，恐成墜緒。」遂歷言此書顛末，及吾師家世滔滔不倦。先嚴促余曰：「速下拜。」於是即席拜之，得師事焉。

今羅生哲初為吾邑知名人士，從習針灸歷有年所，頗能好余之所好，余亦以所得者盡授之，余不負吾師，羅生亦必不負余，故特序其原起，羅生其志之，羅生其勉之。

光緒二十年歲次甲午三月桂林左盛德序

自　序

余每覽越人入虢之診，望齊侯之色，未嘗不慨然嘆其才秀也。怪當今居世之士，曾不留神醫藥，精究方術，上以療君親之疾，下以救貧賤之厄，中以保身長全，以養其生。但競逐榮勢，企踵權豪，孜孜汲汲，惟名利是務。崇飾其末，忽棄其本，華其外而悴其內。皮之不存，毛將安附焉？

卒然遭邪風之氣，嬰非常之疾，患及禍至，而方震慄。降志屈節，欽望巫祝，告窮歸天，束手受敗，賫百年之壽命，持至貴之重器，委付凡醫，恣其所措。咄嗟嗚呼！厥身已斃，神明消滅，變為異物，幽潛重泉，徒為啼泣。痛乎！舉世昏迷，莫能覺悟，不惜其命，若是輕生，彼何榮勢之云哉！而進不能愛人知人，退不能愛身知己，遇災值禍，身居厄地，蒙蒙昧昧，蠢若遊魂。哀乎！趨世之士，馳競浮華，不固根本，忘軀循物，危若冰谷，至於是也。

余宗族素多，向餘二百。建安紀年以來，猶未十稔，其死亡者三分有二，傷寒十居其七。感往昔之淪喪，傷橫夭之莫救，乃勤求古訓，博採眾方，撰用《素問》、《九卷》、《八十一難》、《陰陽大論》、《胎臚藥錄》，並平脈辨證，為《傷寒雜病論》合十六卷。雖未能盡癒諸病，庶可以見病知源，若能尋余所集，思過半矣。

夫天布五行，以運萬類，人稟五常，以有五臟，經絡腧腑，陰陽會通，玄冥幽微，變化難極，自非才高識妙，豈能探其理致哉！

上古有神農、黃帝、岐伯、伯高、雷公、少俞、少師、仲文，中世有長桑、扁鵲，漢有公乘陽慶及倉公，下此以往，未之聞也。觀今之醫，不念思求經旨，以演其所知，各承家技，終始順舊。省病問疾，務在口給，相對斯須，便處湯藥，按寸不及尺，握手不及足，人迎趺陽三部不參，動數發息，不滿五十，短期未知決診，九候曾無彷彿，明堂闕庭盡不見察，所謂窺管而已。夫欲視死別生，實為難矣！孔子云：生而知之者上，學則亞之，多聞博識，知之次也。余宿尚方術，請事斯語。

漢長沙太守南陽張機序

目　錄

卷一

平脈法上

問曰：脈何以知氣血臟腑之診也？

師曰：脈乃氣血先見，氣血有盛衰，臟腑有偏勝。氣血俱盛，脈陰陽俱盛；氣血俱衰，脈陰陽俱衰；氣獨勝者，則脈強；血獨盛者，則脈滑；氣偏衰者，則脈微；血偏衰者，則脈澀；氣血和者，則脈緩；氣血平者，則脈平；氣血亂者，則脈亂；氣血脫者，則脈絕；陽迫氣血，則脈數；陰阻氣血，則脈遲；若感於邪，氣血擾動，脈隨變化，變化無窮，氣血使之；病變百端，本原別之；欲知病源，當憑脈變；先揣其本，本之不齊，在人體躬，相體以診，病無遁情。

問曰：脈有三部，陰陽相乘。榮衛血氣，在人體躬。呼吸出入，上下於中，因息遊布，津液流通。隨時動作，肖象形容，春弦秋浮，冬沉夏洪。察色觀脈，大小不同，一時之間，變無經常，尺寸參差，或短或長。上下乖錯，或存或亡。病輒改易，進退低昂。心迷意惑，動失紀綱。願為俱陳，令得分明。

師曰：子之所問，道之根源。脈有三部，尺寸及關。榮衛流行，不失衡銓。腎沉、心洪、肺浮、肝弦，此自經常，不失銖分。出入升降，漏刻周旋，水下二刻，一周循環，當復寸口，虛實見焉。變化相乘，陰陽相干。風則浮虛，寒則緊弦；沉潛水蓄，支飲急弦；動弦為痛，數洪熱煩。設有不應，知變所緣，三部不同，病各異端。大過可怪，不及亦然，邪不空見，中必有奸，審察表裡，三焦別焉，知其所舍，消息診看，料度腑臟，獨見若神。為子條記，傳與賢人。

師曰：平脈大法，脈分三部。浮部分經，以候皮膚經絡之氣；沉部分經，以候五臟之氣；中部分經，以候六腑之氣。

師曰：脈分寸關尺，寸脈分經以候陽，陽者氣之統也；尺脈分經以候陰，陰者血之注也，故曰陰陽。關上陰陽交界，應氣血升降，分經以候中州之氣。

問曰：經說脈有三菽、六菽重者，何謂也？

師曰：脈，人以指按之，如三菽之重者，肺氣也；如六菽之重者，心氣也；如九菽之重者，脾氣也；如十二菽之重者，肝氣也；按之至骨者，腎氣也。假令下利，寸口、關上、尺中悉不見脈，然尺中時一小見，脈再舉頭者，腎氣也。若見損至脈來，為難治。

問曰：東方肝脈，其形何似？

師曰：肝者木也，名厥陰，其脈微弦濡弱而長，是肝脈；肝病自得濡弱者，癒也；假令得純弦脈者，死。何以知之？以其脈如弦直，此是肝臟傷，故知死也。

南方心脈，其形何似？

師曰：心者火也，名少陰，其脈洪大而長，是心脈也；心病自得洪大者，癒也；假令脈來微去大，故名反，病在裡也；脈來頭小本大，故曰復，病在表也。上微頭小者，則汗出；下微本大者，則為關格不通，不得尿。頭無汗者，可治；有汗者，死。

西方肺脈，其形何似？

師曰：肺者金也，名太陰，其脈毛浮也，肺病自得此脈；若得緩遲者，皆癒；若得數者，則劇。何以知之？數者南方火也，火剋西方金，法當癰腫，為難治也。

問曰：北方腎脈，其形何似？

師曰：腎者水也，其脈沉而石，腎病自得此脈者，癒；若得實大者，則劇。何以知之？實大者，長夏土王，土剋北方水，水臟立涸也。

師曰：人迎脈大，趺陽脈小，其常也；假令人迎趺陽平等為逆；人迎負趺陽為大逆。所以然者，胃氣上升，動在人迎，胃氣下降，動在趺陽，上升力強故曰大，下降力弱故曰小，反此為逆，大逆則死。

師曰：六氣所傷，各有法度；舍有專屬，病有先後；風中於前，寒中於背；濕傷於下，霧傷於上；霧客皮腠，濕流關節；極寒傷經，極熱傷絡。風令脈浮，寒令脈緊，又令脈急；暑則浮虛，濕則濡澀；燥短以促，火躁而數；風寒所中，先客太陽；暑氣炎熱，肺金則傷；濕生長夏，病入脾胃；燥氣先傷，大腸合肺；壯火食氣，病生於內，心與小腸，先受其害；六氣合化，表裡相傳；臟氣偏勝，或移或干；病之變證，難以殫論；能合色脈，可以萬全。

問曰：上工望而知之，中工問而知之，下工脈而知之，願聞其說。

師曰：夫色合脈，色主形外，脈主應內；其色露臟，亦有內外；察色之妙，明堂闕庭；察色之法，大指推之；察明堂推而下之，察闕庭推而上之；五色應五臟，如肝色青，脾色黃，肺色白，心色赤，腎色黑，顯然易曉；色之生死，在思用精，心迷意惑，難與為言。

色青者，病在肝與膽；假令身色青，明堂色微赤者，生；白者，死；黃白者，半死半生也。

色赤者，病在心與小腸；假令身色赤，明堂微黃者，生；

黑者，死；黃黑者，半死半生也。

色黃者，病在脾與胃；假令身色黃，明堂微白者，生；青者，死；黃青者，半死半生也。

色白者，病在肺與大腸；假令身色白，明堂色微黑者，生；赤者，死；黃赤者，半死半生也。

色黑者，病在腎與膀胱；假令身色黑，明堂色微青者，生；黃者，死；黃赤者，半死半生也。

闕庭脈色青而沉細，推之不移者，病在肝；青而浮大，推之隨轉者，病在膽。

闕庭脈色赤而沉細，推之參差不齊者，病在心；赤而橫戈，推之愈赤者，病在小腸。

闕庭脈色黃，推之如水停留者，病在脾；如水急流者，病在胃。

闕庭脈色青白，推之久不還者，病在肺；推之即至者，病在大腸。

闕庭脈色青黑，直下睛明，推之不變者，病在腎；推之即至者，病在膀胱。

明堂闕庭色不見，推之色青紫者，病在中焦有積；推之明如水者，病在上焦有飲；推之黑赤參差者，病在下焦有寒熱。

問曰：色有內外，何以別之？

師曰：一望而知者，謂之外；在明堂闕庭，推而見之者，謂之內。病暴至者，先形於色，不見於脈；病久發者，先見於脈，不形於色；病入於臟，無餘證者，見於脈，不形於色；病痼疾者，見於脈，不形於色也。

問曰：色有生死，何謂也？

師曰：假令色黃如蟹腹者，生；如枳實者，死；有氣則生，無氣則死。餘色仿此。

師曰：人秉五常，有五臟，五臟發五聲，宮、商、角、徵、羽是也。五聲在人，各具一體。假令人本聲角變商聲者，為金剋木，至秋當死；變宮、徵、羽皆病，以本聲不可變故也。

人本聲宮變角聲者，為木剋土，至春當死；變商、徵、羽皆病。

人本聲商變徵聲者，為火剋金，至夏當死；變宮、角、羽皆病。

人本聲徵變羽聲者，為水剋火，至冬當死；變角、宮、商皆病。

人本聲羽變宮聲者，為土剋水，至長夏當死；變角、商、徵皆病。

以上所言，皆人不病而聲先變者，初變可治，變成難瘳；聞聲之妙，差在毫釐，本不易曉，若病至發聲則易知也。

師曰：持脈病人欠者，無病也。脈之呻者，病也。言遲者，風也。搖頭言者，裡痛也。行遲者，表強也。坐而伏者，短氣也。坐而下一腳者，腰痛也。裡實護腹，如懷卵物者，心痛也。

病人長嘆聲，出高入卑者，病在上焦；出卑入高者，病在下焦；出入急促者，病在中焦有痛處；聲唧唧而嘆者，身體疼痛；問之不欲語，語先淚下者，必有憂鬱；問之不語，淚下不止者，必有隱衷；問之不語，數問之而微笑者，必有隱疾。

實則譫語，虛則鄭聲；假令言出聲卑者，為氣虛；言出聲高者，為氣實；欲言手按胸中者，胸中滿痛；欲言手按腹者，腹中滿痛；欲言聲不出者，咽中腫痛。

師曰：脈病人不病，名曰行屍，以無王氣；卒眩仆，不識人者，短命則死；人病脈不病，名曰內虛，以少谷神，雖困無苦。

師曰：脈，肥人責浮，瘦人責沉。肥人當沉，今反浮；瘦人當浮，今反沉，故責之。

師曰：呼吸者，脈之頭也。初持脈，來疾去遲，此出疾入遲，名曰內虛外實也。初持脈，來遲去疾，此出遲入疾，名曰內實外虛也。

寸口衛氣盛，名曰高；榮氣盛，名曰章；高章相摶，名曰綱；衛氣弱，名曰惵；榮氣弱，名曰卑；惵卑相摶，名曰損；衛氣和，名曰緩；榮氣和，名曰遲；遲緩相摶，名曰沉。

陽脈浮大而濡，陰脈浮大而濡，陰脈與陽脈同等者，名曰緩也。

問曰：二月得毛浮脈，何以處言至秋當死？

師曰：二月之時，脈當濡弱，反得毛浮者，故知至秋死。二月肝用事，肝屬木，脈應濡弱，反得毛浮脈者，是肺脈也。肺屬金，金來剋木，故知至秋死。他皆仿此。

師曰：立夏得洪大脈是其本位；其人病身體苦疼重者，須發其汗；若明日身不疼不重者，不須發汗；若汗濈濈自出者，明日便解矣；何以言之？立夏脈洪大是其時脈，故使然也。四時仿此。

問曰：凡病欲知何時得，何時癒，何以知之？

師曰：假令夜半得病者，明日日中癒；日中得病者，夜半癒。何以言之？日中得病，夜半癒者，以陽得陰則解也。夜半得病，明日日中癒者，以陰得陽則解也。

問曰：脈病欲知癒未癒者，何以別之？

答曰：寸口、關上、尺中三處，大、小、浮、沉、遲、數同等，雖有寒熱不解者，此脈陰陽為和平，雖劇當癒。師曰：寸脈下不至關，為陽絕；尺脈上不至關，為陰絕。此皆不治，決死也。若計其餘命生死之期，期以月節剋之也。

脈浮者在前，其病在表；浮者在後，其病在裡；假令濡而上魚際者，宗氣泄也；孤而下尺中者，精不藏也；若乍高乍卑，乍升乍墜，為難治。

寸口脈緩而遲，緩則陽氣長，其色鮮，其顏光，其聲商，毛髮長；遲則陰氣盛，骨髓生，血滿，肌肉緊薄鮮硬。陰陽相抱，榮衛俱行，剛柔相得，名曰強也。寸口脈浮為在表，沉為在裡，數為在腑，遲為在臟。假令脈遲，此為在臟也。寸口脈浮緊，浮則為風，緊則為寒。風則傷衛，寒則傷榮。榮衛俱病，骨節煩疼，當發其汗也。寸口脈浮而數，浮為風，數為熱，風為虛，虛為寒，風虛相搏，則灑淅惡寒也。

問曰：病有灑淅惡寒而復發熱者何？

師曰：陰脈不足，陽往從之；陽脈不足，陰往乘之。

問曰：何謂陽脈不足？

師曰：假令寸口脈微，名曰陽不足，陰氣上入陽中，則灑淅惡寒也。

問曰：何謂陰脈不足？

師曰：尺脈弱，名曰陰不足，陽氣下陷入陰中，則發熱也。陰脈弱者，則血虛，血虛則筋急也。其脈澀者，榮氣微也。其脈浮而汗出如流珠者，衛氣衰也。榮氣微者，加燒針，則血留不行，更發熱而躁煩也。

寸口脈陰陽俱緊者，法當清邪中於上焦，濁邪中於下焦。清邪中上，名曰潔也；濁邪中下，名曰渾也。陰中於邪，必內慄也，表氣虛微，裡氣不守，故使邪中於陰也。陽中於邪，必發熱、頭痛、項強、頸攣、腰痛、脛酸，所謂陽中霧露之氣，故曰清邪中上，濁邪中下。陰氣為慄，足膝逆冷，便溺妄出，表氣微虛，裡氣微急，三焦相溷，內外不通，上焦怫鬱，臟氣相薰，口爛食斷也。中焦不治，胃氣上衝，脾氣不轉，胃中為濁，榮衛不通，血凝不流。若胃氣前通者，小便赤黃，與熱相搏，因熱作使，遊於經絡，出入臟腑，熱氣所過，則為癰膿。若陰氣前通者，陽氣厥微，陰無所使，客氣內入，嚏而出之，聲嗢咽塞，寒厥相追，為熱所擁，血凝自下，狀如豚肝，陰陽俱厥，脾氣孤弱，五液注下，下焦不闔，清便下重，令便數難，齊築湫痛，命將難全。

寸口脈陰陽俱緊者，口中氣出，唇口乾燥，踡臥足冷，鼻中涕出，舌上苔滑，勿妄治也。到七日以來，其人微發熱，手足溫者，此為欲解；或到八日以上，反大發熱者，此為難治。設使惡寒者，必欲嘔也；腹內痛者，必欲利也。

寸口脈陰陽俱緊，至於吐利，其脈獨不解，緊去人安，此為欲解。若脈遲至六七日，不欲食，此為晚發，水停故也，為未解；食自可者，為欲解。

寸口脈浮而大，有熱，心下反硬，屬臟者攻之，不令發汗。屬腑者不令溲數，溲數則大便硬，汗多則熱甚，脈遲者，尚未可攻也。

問曰：病有戰而汗出，因得解者，何也？

師曰：脈浮而緊，按之反芤，此為本虛，故當戰而汗出也。其人本虛，是以發戰。以脈浮緊，故當汗出而解也。若脈浮而數，按之不芤，此人本不虛，若欲自解，但汗出耳，不發戰也。

問曰：病有不戰而汗出解者，何也？

師曰：脈大而浮數，故不戰而汗出解也。

問曰：病有不戰不汗出而解者，何也？

答曰：其脈自微，此以曾發汗、若吐、若下、若亡血，以內無津液，此陰陽自和，必自癒，故不戰不汗出而解也。

問曰：傷寒三日，脈浮數而微，病人身涼和者，何也？

師曰：此為欲解也，解以夜半。脈浮而解者，濈然汗出也；脈數而解者，必能食也；脈微而解者，必大汗出也。

脈浮而遲，面熱赤而戰惕者，六七日當汗出而解。反發熱者瘥遲。遲為無陽，不能作汗，其身必癢也。

病六七日，手足三部脈皆至，大煩而口噤不能言，其人躁擾者，未欲解也。若脈和，其人不煩，目重，瞼內際黃者，此欲解也。

師曰：伏氣之病，以意候之，今月之內，欲知伏氣。假令舊有伏氣，當須脈之。若脈微弱者，當喉中痛似傷，非喉痹也。病人云：實咽中痛。雖爾，今復宜下之。

師曰：病家人請，云「病人苦發熱，身體疼，病人自臥。」師到，診其脈，沉而遲者，知其瘥也。何以知之？凡表有病者，脈當浮大，今反沉遲，故知癒也。假令病人云：腹內卒痛。病人自坐，師到，脈之浮而大者，知其瘥也。何以知之？凡裡有病者，脈當沉細，今反浮大，故知癒也。

師曰：病家人來請，云「病人發熱，煩極。」明日師到，病人向壁臥，此熱已去也。設令脈不和，處言已癒。設令向壁臥，聞師到不驚起而盼視，若三言三止，脈之咽唾者，此詐病也。設令脈自和，處言此病大重，當須服吐下藥，針灸數十百處，乃癒。

問曰：脈有災怪，何謂也？

師曰：假令人病，脈得太陽，與形證相應，因為作湯。比還送湯，如食頃，病人乃大吐，若下利，腹中痛。

師曰：我前來不見此證，今乃變異，是名災怪。

又問曰：何緣作此吐利？

師曰：或有舊時服藥，今乃發作，故為災怪耳。

卷二

平脈法下

問曰：脈有陰陽，何謂也？

師曰：凡脈大、浮、數、動、滑，此名陽也；凡脈沉、澀、遲、弦、微，此名陰也。凡陰病見陽脈者生，陽病見陰脈者死。

陰陽相搏名曰動；陽動則汗出，陰動則發熱；形冷惡寒者，此三焦傷也。若數脈見於關上，上下無頭尾如豆大，厥厥動搖者，名曰動也。脈來緩，時一止復來者，名曰結。脈來數，時一止復來者，名曰促。脈陽盛則促，陰盛則結，此皆病脈。又脈來動而中止，更來小數，中有還者反動，名曰結陰也；脈來動而中止，不能自還，因而復動者，名曰代陰也；得此脈者，必難治。

脈陰陽俱促，當病血，為實；陰陽俱結，當亡血，為虛。假令促上寸口者，當吐血，或衄；下尺中者，當下血；若乍促乍結為難治。

脈數者，久數不止，止則邪結，正氣不能復，却結於臟；故邪氣浮之，與皮毛相得。脈數者，不可下，下之，必煩利不止。

問曰：脈有陽結陰結者，何以別之？

師曰：其脈浮而數，能食，不大便者，此為實，名曰陽結也，期十七日當劇。其脈沉而遲，不能食，身體重，大便反硬，名曰陰結也。期十四日當劇。

脈藹藹，如車蓋者，名曰陽結也。

脈累累，如循長竿者，名曰陰結也。

脈瞥瞥，如羹上肥者，陽氣微也。

脈縈縈，如蜘蛛絲者，陰氣衰也。

脈綿綿，如瀉漆之絕者，亡其血也。

問曰：脈有殘賊，何謂也？

師曰：脈有弦、緊、浮、滑、沉、澀，此六脈，名曰殘賊，能為諸脈作病也。

問曰：脈有相乘，有縱有橫，有逆有順，何謂也？

師曰：水行乘火，金行乘木，名曰縱；火行乘水，木行乘金，名曰橫；水行乘金，火行乘木，名曰逆；金行乘水，木行乘火，名曰順也。

問曰：濡弱何以反適十一頭？

師曰：五臟六腑相乘，故令十一。

脈陰陽俱弦，無寒熱，為病飲。在浮部，飲在皮膚；在中部，飲在經絡；在沉部，飲在肌肉；若寸口弦，飲在上焦；關上弦，飲在中焦；尺中弦，飲在下焦。

脈弦而緊者，名曰革也。弦者狀如弓弦，按之不移也。脈緊者如轉索無常也。

脈弦而大，弦則為減，大則為芤。減則為寒，芤則為虛。寒虛相搏，此名為革。婦人則半產、漏下，男子則亡血、失精。

問曰：曾為人所難，緊脈從何而來？

師曰：假令亡汗、若吐，以肺裡寒，故令脈緊也。假令咳者，坐飲冷水，故令脈緊也。假令下利，以胃虛冷，故令脈緊也。

寸口脈浮而緊，醫反下之，此為大逆。浮則無血，緊則為寒，寒氣相搏，則為腸鳴，醫乃不知，而反飲冷水，令汗不出，水得寒氣，冷必相搏，其人即䭇（一せ，食不下也）。

寸口脈微，尺脈緊，其人虛損多汗，知陰常在，絕不見陽也。

寸口脈浮而大，浮為風虛，大為氣強，風氣相搏，必成癮疹，身體為癢。癢者名泄風，久久為痂癩。

寸口脈浮而大，浮為虛，大為實；在尺為關，在寸為格；關則不得小便，格則吐逆。

寸口脈微而澀，微者衛氣不行，澀者榮氣不逮。榮衛不能相將，三焦無所仰，身體痹不仁。榮氣不足，則煩疼，口難言；衛氣虛者，則惡寒數欠。三焦不歸其部，上焦不歸者，噫而酢吞；中焦不歸者，不能消穀引食；下焦不歸者，則遺溲。

寸口脈微而澀，微者衛氣衰，澀者榮氣不足。衛氣衰則面色黃；榮氣不足則面色青。榮為根，衛為葉。榮衛俱微，則根葉枯槁，而寒慄咳逆，唾腥吐涎沫也。

寸口脈微而緩，微者衛氣疏，疏則其膚空；緩者胃氣實，實則穀消而水化也。穀入於胃，脈道乃行，水入於經，其血乃成。榮盛則其膚必疏，三焦失經，名曰血崩。

寸口脈弱而緩，弱者陽氣不足，緩者胃氣有餘，噫而吞酸，食卒不下，氣填於膈上也。

寸口脈弱而遲，弱者衛氣微，遲者榮中寒；榮為血，血寒則發熱；衛為氣，氣微者心內飢，飢而虛滿不能食也。

寸口脈弱而澀，尺中浮大，無外證者，為病屬內傷。

寸口脈弱而澀，尺中濡弱者，男子病失精，女子病赤白帶下。

寸口脈洪數，按之弦急者，當發癮疹；假令脈浮數，按之反平者，為外毒，宜清之；脈數大，按之弦直者，為內毒，宜升之，令其外出也；誤攻則內陷，內陷則死。

寸口脈洪數，按之急滑者，當發癰膿；發熱者，暴出；無熱者，久久必至也。

寸口脈浮滑，按之弦急者，當發內癰；咳嗽胸中痛為肺癰，當吐膿血；腹中掣痛為腸癰，當便膿血。

寸口脈大而澀，時一弦，無寒熱，此為浸淫瘡所致也；若加細數者，為難治。

趺陽脈緊而浮，浮為氣，緊為寒。浮為腹滿，緊為絞痛。浮緊相搏，腸鳴而轉，轉即氣動，膈氣乃下。少陰脈不出，其陰腫大而虛也。

趺陽脈微而緊，緊則為寒，微則為虛，微緊相搏，則為短氣。

趺陽脈大而緊者，當即下利，為難治。

趺陽脈浮，浮則為虛，浮虛相搏，故令氣餲，言胃氣虛竭也；此為醫咎，責虛取實，守空迫血；脈滑則為噦，脈浮鼻中燥者，必衄也。

趺陽脈遲而緩，胃氣如經也。趺陽脈浮而數，浮則傷胃，數則動脾，此非本病，醫特下之所為也。榮衛內陷，其數先微，脈反但浮，其人必大便鞕（音「硬」，堅也），氣噫不除。何以言之？本以數脈動脾，其數先微，故知脾氣不治，大便必鞕，氣噫不除。今脈反浮，其數改微，邪氣獨留，心中則飢，邪熱不殺穀，潮熱發渴，數脈當遲，緩病者則飢。數脈不時，則生惡瘡也。

趺陽脈浮而澀，少陰脈如經者，其病在脾，法當下利。何以知之？若脈浮大者，氣實血虛也。今趺陽脈浮而澀，故知脾氣不足，胃氣虛也。以少陰脈弦，而沉才見，此為調脈，故稱如經也。若反滑而數者，故知當屎膿也。

趺陽脈浮而芤，浮者衛氣虛，芤者榮氣傷，其身體瘦，肌肉甲錯，浮芤相搏，宗氣微衰，四屬斷絕也。

趺陽脈浮而大，浮為氣實，大為血虛；血虛為無陰，孤陽獨下陰部者，小便當赤而難，胞中當虛；今反小便利，而大汗出，法應胃家當微；今反更實，津液四射，榮竭血盡，乾煩而不眠，血薄肉消而成暴液；醫復以毒藥攻其胃，此為重虛，客陽去有期，必下如淤泥而死。

問曰：翕奄沉名曰滑，何謂也？

師曰：沉為純陰，翕為正陽，陰陽和合，故令脈滑。關尺自平。

趺陽脈微沉，食飲自平；少陰脈微滑，滑者緊之浮名也，此為陰實，其人必股內汗出，陰下濕也。

趺陽脈浮而滑，浮為陽，滑為實，陽實相搏，其脈數疾，衛氣失度，浮滑之脈變為數疾，發熱汗出者，不治。

趺陽脈滑而緊，滑者胃氣實，緊者脾氣強。持實擊強，痛還自傷，以手把刃，坐作瘡也。

趺陽脈沉而數，沉為實，數消穀；緊者，病難治。

趺陽脈伏而澀，伏則吐逆，水穀不化；澀則食不得入，名曰關格。

師曰：病人脈微而澀者，此為醫所病也。大發其汗，又數大下之，其人亡血，病當惡寒，後乃發熱，無休止時，夏月盛熱，欲着覆衣；冬月盛寒，欲裸其身；所以然者，陽微則惡寒，陰弱則發熱，此醫發其汗，使陽氣微，又大下之，令陰氣弱。五月之時，陽氣在表，胃中虛冷，以陽氣內微，不能勝冷，故欲着覆衣；十一月之時，陽氣在裡，胃中煩熱，以陰氣內弱，不能勝熱，故欲裸其身。又陰脈遲澀，故知亡血也。

少陰脈弱而澀，弱者微煩，澀者厥逆。

趺陽脈不出，脾不上下，身冷膚鞕。

少陰脈不至，腎氣微，少精血，奔氣促迫，上入胸膈，宗氣反聚，血結心下，陽氣退下，熱歸陰股，與陰相動，令身不仁，此為屍厥。當刺期門、巨闕。

妊娠脈弦數而細，少腹痛，手心熱，此為熱結胞中，不先其時治之，必有產難。

產後脈洪數，按之弦急，此為濁未下；若濁已下而脈如故者，此為魂脫，為難治。

諸脈浮數，當發熱而灑淅惡寒，若有痛處，飲食如常者，蓄積有膿也。

問曰：人恐怖者，其脈何狀？

師曰：脈形如循絲累累然，其面白脫色也。

問曰：人不飲，其脈何類？

師曰：脈自澀，脣口乾燥也。

問曰：人愧者，其脈何類？

師曰：脈浮而面色乍白乍赤也。

師曰：寸口諸微亡陽，諸濡亡血，諸弱發熱，諸緊為寒。諸乘寒者則為厥，鬱冒不仁，以胃無穀氣，脾澀不通，口急不能言，戰而慄也。

師曰：發熱則脈躁，惡寒則脈靜，脈隨證轉者，為病瘧。

師曰：傷寒，咳逆上氣，其脈散者死，為其形損故也。

師曰：脈乍大乍小，乍靜乍亂，見人驚恐者，為祟發於膽，氣竭故也。

師曰：人脈皆無病，暴發重病，不省人事者，為厲鬼，治之祝由，能言者可治，不言者死。

師曰：脈浮而洪，身汗如油，喘而不休，水漿不下，形體不仁，乍靜乍亂，此為命絕也。又未知何臟先受其災。若汗出發潤，喘不休者，此為肺先絕也。陽反獨留，形體如煙薰，直視搖頭者，此為心絕也。脣吻反青，四肢掣習者，此為肝絕也。環口黧黑，油汗發黃者，此為脾絕也。溲便遺失，狂言，目反直視者，此為腎絕也。又未知何臟陰陽前絕。若陽氣前絕，陰氣後竭者，其人死，身色必青；陰氣前絕，陽氣後竭者，其人死，身色必赤，腋下溫，心下熱也。

奇經八脈不繫十二經，別有自行道路。其病總於陰陽，其治法屬十二經。假令督脈為病，脊背強，隱隱痛，脈當微浮而急，按之澀，治屬太陽。

任脈為病，其內結痛疝瘕，脈當沉而結，治屬太陰。

衝脈為病，氣上逆而裡急，脈當浮虛而數，治屬太陰。

帶脈為病，苦腹痛，腰間冷痛，脈當沉而細，治屬少陰。

陽蹻為病，中於側，氣行於外，脈當弦急，按之緩，治屬少陽。

陰蹻為病，中於側，氣行於內，脈當浮緩，按之微急而弦，治屬厥陰。

陽維與諸陽會，其為病在脈外，發寒熱，脈當浮而虛，治屬氣分。

陰維與諸陰交，其為病在脈中，心中痛，手心熱，脈當弦而澀，治屬血分。

陽維維於陽，陰維維於陰，為氣血之別，使不拘一經也。

奇經八脈之為病，由各經受邪，久久移傳，或勞傷所致，非暴發也。

問曰：八脈內傷何以別之？

師曰：督脈傷，柔柔不欲伸，不能久立，立則隱隱而脹；任脈傷，小便多，其色白濁；衝脈傷，時咳不休，有聲無物，勞則氣喘；帶脈傷，回身一周冷；陽蹻傷，則身左不仁；陰蹻傷，則身右不仁；陽維傷，則畏寒甚，皮常濕；陰維傷，則畏熱甚，皮常枯。

問曰：八脈內傷其脈何似？

師曰：督脈傷，尺脈大而澀；任脈傷，關脈大而澀；衝脈傷，寸脈短而澀；帶脈傷，脈沉遲而結；陽蹻傷，脈時大時弦；陰蹻傷，脈時細時弦；陽維傷，脈時緩時弦；陰維傷，脈時緊時澀。

問曰：其治奈何？

師曰：督脈傷，當補髓；任脈傷，當補精；衝脈傷，當補氣；帶脈傷，當補腎；陽蹻傷，則益膽；陰蹻傷，則補肝；陽維傷，則調衛；陰維傷，則養榮。

問曰：其處方奈何？

師曰：相體虛實，察病輕重，採取方法，權衡用之，則無失也。

卷三

六氣主客

問曰：六氣主客何以別之？

師曰：厥陰生少陰，少陰生少陽，少陽生太陰，太陰生陽明，陽明生太陽，太陽復生厥陰，周而復始，久久不變，年復一年，此名主氣。厥陰生少陰，少陰生太陰，太陰生少陽，少陽生陽明，陽明生太陽，復生厥陰，周而復始，此名客氣。

問曰：其始終奈何？

師曰：初氣始於大寒，二氣始於春分，三氣始於小滿，四氣始於大暑，五氣始於秋分，終氣始於小雪，仍終於大寒，主客相同，其差各三十度也。

問曰：司天在泉奈何？

師曰：此客氣也。假如子午之年，少陰司天，陽明則為在泉，太陽為初氣，厥陰為二氣，司天為三氣，太陰為四氣，少陽為五氣，在泉為終氣。卯酉之年，陽明司天，少陰在泉，則初氣太陰，二氣少陽，三氣陽明，四氣太陽，五氣厥陰，終氣少陰。辰戌之年，太陽司天，太陰在泉；丑未之年，太陰司天，太陽在泉；寅申之年，少陽司天，厥陰在泉；巳亥之年，厥陰司天，少陽在泉；其餘各氣以例推之。

問曰：其為病也何如？

師曰：亦有主客之分也。假如厥陰司天，主勝，則胸脇痛，舌難以言；客勝，則耳鳴，掉眩，甚則咳逆。

少陰司天，主勝，則心熱，煩躁，脇痛支滿；客勝，則鼽嚏，頸項強，肩背瞀熱，頭痛，少氣，發熱，耳聾，目瞑，甚則跗腫，血溢，瘡，喑，喘咳。

太陰司天，主勝，則胸腹滿，食已而瞀；客勝，則首面跗腫，呼吸氣喘。

少陽司天，主勝，則胸滿，咳逆，仰息，甚則有血，手熱；客勝，則丹疹外發，及為丹熛，瘡瘍，嘔逆，喉痹，頭痛，嗌腫，耳聾，血溢，內為瘛瘲。

陽明司天，主勝，則清復內餘，咳，衄，嗌塞，心膈中熱，咳不止而白血出者死，金居少陽之位，客不勝主也。

太陽司天，主勝，則喉嗌中鳴；客勝，則胸中不利，出清涕，感寒則咳也。

厥陰在泉，主勝，則筋骨搖併，腰腹時痛；客勝，則關節不利，內為痙強，外為不便。

少陰在泉，主勝，則厥氣上行，心痛發熱，膈中眾痹皆作，發於胠脇，魄汗不藏，四逆而起；客勝，則腰痛，尻、股、膝、髀、腨、胻、足病，瞀熱以酸，跗腫不能久立，溲便變。

太陰在泉，主勝，則寒氣逆滿，食飲不下，甚則為疝；客勝，則足痿下腫，便溲不時，濕客下焦，發而濡泄，及為陰腫、隱曲之疾。

少陽在泉，主勝，則熱反上行，而客於心，心痛發熱，格中而嘔；客勝，則腰腹痛，而反惡寒，甚則下白溺白。

陽明在泉，主勝，則腰重，腹痛，少腹生寒，下為鶩溏，寒厥於腸，上衝胸中，甚則喘滿，不能久立；客勝，則清氣動下，小腹堅滿，而數便泄。

太陽在泉，以水居水位，無所勝也。

問曰：其勝復何如？

師曰：有勝必有復，無勝則無復也。

厥陰之勝，則病耳鳴，頭眩，憒憒欲吐，胃膈如寒，胠脇氣併，化而為熱，小便黃赤，胃脘當心而痛，上肢兩脇，腸鳴，飧泄，少腹痛，注下赤白，甚則嘔吐，膈不通；其復也，則少腹堅滿，裡急暴痛，厥心痛，汗發，嘔吐，飲食不入，入而復出，筋骨掉眩清厥，甚則入脾，食痹而吐。

少陰之勝，則病心下熱，善飢，臍下反動，氣遊三焦，嘔吐，躁煩，腹滿而痛，溏泄赤沃；其復也，則燠熱內作，煩躁，鼽嚏，少腹絞痛，嗌燥，氣動於左，上行於右，咳則皮膚痛，暴喑，心痛，鬱冒不知人，灑淅惡寒振慄，譫妄，寒已而熱，渴而欲飲，少氣，骨痿，膈腸不便，外為浮腫，噦噫，痱疹，瘡瘍，癰疽，痤痔，甚則入肺，咳而鼻淵。

太陰之勝，則火氣內鬱，瘡瘍於中，流散於外，病在胠脇，甚則心痛熱格，頭痛，喉痹，項強，又或濕氣內鬱，寒迫下焦，少腹滿，腰椎痛強，注泄，足下濕，頭重，跗腫，足脛腫，飲發於中，跗腫於上；其復也，則體重，中滿，食飲不化，陰氣上厥，胸中不便，飲發於中，咳喘有聲，頭項痛重，掉瘛尤甚，嘔而密默，唾吐清液，甚則入腎，竅泄無度。

少陽之勝，則病熱客於胃，心煩而痛，目赤嘔酸，善飢，耳痛，溺赤，善驚譫妄，暴熱消爍，少腹痛，下沃赤白；其復也，枯燥，煩熱，驚瘛，咳，衄，心熱，煩躁，便數，憎風，厥氣上行，面如浮埃，目乃瞤瘛，火氣內發，上為口糜，嘔逆，血溢，血泄，發而為瘧，惡寒鼓慄，寒極反熱，嗌絡焦槁，渴飲水漿，色變黃赤，少氣肺痿，化而為水，傳為跗腫，甚則入肺，咳而血泄。

陽明之勝，則清發於中，左胠脇痛，溏泄，內為嗌塞，外發頹疝，胸中不便，嗌而咳；其復也，則病生胠脇，氣歸於左，善太息，甚則心痛痞滿，腹脹而泄，嘔苦，咳噦煩心，病在膈中，甚則入肝，驚駭筋攣。

太陽之勝，則病痔瘧，發寒，厥入胃則內生心痛，陰中乃瘍，隱曲不利，亙引陰股，筋肉拘苛，血脈凝泣，絡滿血變，或為血泄，皮膚否腫，腹滿時減，熱反上行，頭項囟頂，腦戶中痛，目如脫，寒入下焦，則傳為濡泄；其復也，則心胃生寒，胸膈不利，心痛痞滿，頭痛，善悲，時發眩仆，食減，腰椎反痛，屈伸不便，少腹控睾引腰脊上衝心，唾出清水，及為噦噫，甚則入心，善忘，善悲，寒復內餘，則腰尻痛，屈伸不利，股脛足膝中痛。此六氣之病，須謹識之，而弗失也。

師曰：子知六氣，不知五運，未盡其道，今為子言，假如太陽司天，而運當甲己。夫甲己土運也，太陽寒水也，土能剋水，太陽不能正其位也。又如厥陰司天，而逢乙庚金運；少陰少陽司天，而逢丙辛水運；太陰司天，而逢丁壬木運；陽明司天，而逢戊癸火運，其例同也。

問曰：其治法奈何？

師曰：風寒暑濕燥熱，各隨其氣，有假者反之，甚者從之，微者逆之，採取方法，慎毋亂也。

傷寒例

四時八節二十四氣七十二候決病法：

立春正月節斗指艮，雨水正月中斗指寅。
驚蟄二月節斗指甲，春分二月中斗指卯。
清明三月節斗指乙，穀雨三月中斗指辰。
立夏四月節斗指巽，小滿四月中斗指巳。
芒種五月節斗指丙，夏至五月中斗指午。
小暑六月節斗指丁，大暑六月中斗指未。
立秋七月節斗指坤，處暑七月中斗指申。
白露八月節斗指庚，秋分八月中斗指酉。
寒露九月節斗指辛，霜降九月中斗指戌。
立冬十月節斗指乾，小雪十月中斗指亥。
大雪十一月節斗指壬，冬至十一月中斗指子。
小寒十二月節斗指癸，大寒十二月中斗指丑。

二十四氣，節有十二，中氣有十二，五日為一候，氣亦同，合有七十二候，決病生死，此須洞解之也。

《陰陽大論》云：春氣溫和，夏氣暑熱，秋氣清涼，冬氣冰冽，此則四時正氣之序也。冬時嚴寒，萬類深藏，君子固密，則不傷於寒。觸冒之者，則名傷寒耳。其傷於四時之氣，皆能為病。以傷寒為病者，以其最盛殺厲之氣也。中而即病者，名曰傷寒；不即病者，寒毒藏於肌膚，至春變為溫病，至夏變為暑病。暑病者，熱極重於溫也。

是以辛苦之人，春夏多溫熱病者，皆由冬時觸寒所致，非時行之氣也。凡時行者，春時應暖而反大寒；夏時應熱而反大涼；秋時應涼而反大熱；冬時應寒而反大溫。此非其時而有其氣，是以一歲之中，長幼之病多相似者，此則時行之氣也。

夫欲候知四時正氣為病，及時行疫氣之法，皆當按斗曆占之。九月霜降節後，宜漸寒，向冬大寒，至正月雨水節後宜解也。所以謂之雨水者，以冰雪解而為雨水故也。至驚蟄二月節後，氣漸和暖，向夏大熱，至秋便涼。從霜降以後，至春分以前，凡有觸冒霜露，體中寒即病者，謂之傷寒也。九月十月寒氣尚微，為病則輕；十一月十二月寒冽已嚴，為病則重；正月二月寒漸將解，為病亦輕。

此以冬時不調，適有傷寒之人即為病也。其冬有非節之暖者，名為冬溫。冬溫之毒，與傷寒大異，冬溫復有先後，更相重沓，亦有輕重，為治不同，證如後章。

從立春節後，其中無暴大寒，又不冰雪；而有人壯熱為病者，此屬春時陽氣，發其冬時伏寒，變為溫病。從春分以後，至秋分節前，天有暴寒者，皆為時行寒疫也。三月四月或有暴寒，其時陽氣尚弱，為寒所折，病熱猶輕；五月六月陽氣已盛，為寒所折，病熱則重；七月八月，陽氣已衰，為寒所折，病熱亦微。其病與溫相似，但治有殊耳。

十五日得一氣，於四時之中，一時有六氣，四六名為二十四氣。然氣候亦有應至仍不至，或有未應至而至者，或有至而太過者，皆成病氣也。但天地動靜，陰陽鼓擊者，各正一氣耳。是以彼春之暖，為夏之暑；彼秋之忿，為冬之怒。是故冬至之後，一陽爻升，一陰爻降也。夏至之後，一陽氣下，一陰氣上也。斯則冬夏二至，陰陽合也；春秋二分，陰陽離也。陰陽交易，人變病焉。此君子春夏養陽，秋冬養陰，順天地之剛柔也。小人觸冒，必嬰暴疹。須知毒烈之氣，留在何經，必發何病，詳而取之。是以春傷於風，夏必飧泄；夏傷於暑，秋必病瘧；秋傷於濕，冬必咳嗽；冬傷於寒，春必病溫。此必然之道，可不審明之。

傷寒之病，逐日淺深，以施方治。今世人傷寒，或始不早治，或治不對病，或日數久淹，困乃告醫。醫人又不依次第而治之，則不中病。皆宜臨時消息製方，無不效也。

又土地溫涼高下不同；物性剛柔，飧居亦異。是故黃帝興四方之問，岐伯舉四治之能，以訓後賢，開其未悟。臨病之工，宜須兩審也。

凡傷於寒，傳經則為病熱，熱雖甚，不死。若兩感於寒而病者，多死。尺寸俱浮者，太陽受病也，當一二日發。以其脈上連風府，故頭項痛，腰脊強。

尺寸俱長者，陽明受病也，當二三日發。以其脈夾鼻，絡於目，故身熱、汗出、目疼、鼻乾、不得臥。

尺寸俱弦者，少陽受病也，當三四日發。以其脈循脇絡於耳，故胸脇痛而耳聾。此三經受病，未入於腑者，皆可汗而已。

尺寸俱沉濡者，太陰受病也，當四五日發。以其脈布胃中，絡於嗌，故腹滿而嗌乾。

尺寸俱沉細者，少陰受病也，當五六日發。以其脈貫腎，絡於肺，繫舌本，故口燥舌乾而渴。

尺寸俱弦微者，厥陰受病也，當六七日發。以其脈循陰器，絡於肝，故煩滿而囊縮。此三經皆受病，已入於腑者，皆可下而已。

傷寒傳經在太陽，脈浮而急數，發熱，無汗，煩躁，宜麻黃湯。

麻黃湯方

麻黃三兩（去節） **桂枝**三兩（去皮） **甘草**一兩（炙） **杏仁**七十枚（去皮尖）

上四味，以水九升，先煮麻黃減二升，去上沫，納諸藥，煮取二升半，去滓，溫服八合，覆取微似汗，不須粥飲，餘如桂枝法將息，桂枝湯見後卷。

傳陽明，脈大而數，發熱，汗出，口渴舌燥，宜白虎湯，不瘥，與承氣湯。

白虎湯方

知母六兩 **石膏**一斤（碎） **甘草**二兩（炙） **粳米**六合

上四味，以水一斗，煮米熟，湯成去滓，溫服一升，日三服。

大承氣湯方

大黃四兩（酒洗） **厚朴**半斤（炙去皮） **枳實**五枚 **芒硝**三合

上四味，以水一斗，先煮二物，取五升，去滓，納大黃更煮取二升，去滓，納芒硝，更上微火，一兩沸，分溫再服，得下，餘勿服。

小承氣湯方

大黃四兩（酒洗）　**厚朴**二兩（炙去皮）　**枳實**大者三枚（炙）

上三味，以水四升，煮取一升二合，去滓，分溫二服，初服當更衣，不爾者盡飲之，若更衣者，勿服之。

調胃承氣湯方

甘草二兩（炙）　**芒硝**半斤　**大黃**四兩（酒洗）

上三味，以水三升，煮二物至一升，取去滓，納芒硝，更上微火一兩沸，溫頓服之，以調胃氣。

傳少陽，脈弦而急，口苦，咽乾，頭暈，目眩，往來寒熱，熱多寒少，宜小柴胡湯。不瘥，與大柴胡湯。

小柴胡湯方

柴胡半斤　**黃芩**三兩　**人參**三兩　**甘草**三兩（炙）　**大棗**十二枚　**生薑**三兩（切）　**半夏**半升

上七味，以水一斗二升，煮取六升，去滓，再煎取三升，溫服一升，日三服。

大柴胡湯方

柴胡半斤　黃芩三兩　芍藥三兩　半夏半升（洗）　生薑五兩（切）　枳實四枚（炙）　大棗十二枚（擘）　大黃二兩

上八味，以水一斗二升，煮取六升，去滓，再煎，溫服二升，日三服。

傳太陰，脈濡而大，發熱，下利，口渴，腹中急痛，宜茯苓白朮厚朴石膏黃芩甘草湯。

茯苓白朮厚朴石膏黃芩甘草湯方

茯苓四兩　白朮三兩　厚朴四兩　石膏半斤　黃芩三兩　甘草二兩（炙）

上六味，以水一斗，煮取五升，每服一升五合餘，日三服。

傳少陰，脈沉細而數，手足時厥時熱，咽中痛，小便難，宜附子細辛黃連黃芩湯。

附子細辛黃連黃芩湯方

附子大者一枚（炮，去皮，破八片）　細辛二兩　黃連四兩　黃芩二兩

上四味，以水六升，煮取三升，溫服一升，日三服。

傳厥陰，脈沉弦而急，發熱時悚，心煩嘔逆，宜桂枝當歸湯。吐蛔者，宜烏梅丸。

桂枝當歸湯方

桂枝二兩　當歸三兩　半夏一升　芍藥三兩　黃柏二兩　甘草二兩（炙）

上六味，以水七升，煮取四升，去滓，分溫三服。

烏梅丸方

烏梅三百枚　細辛六兩　乾薑十兩　黃連十六兩　當歸四兩　附子六兩（炮，去皮）　蜀椒四兩（出汗）　桂枝六兩（去皮）　人參六兩　黃柏六兩

上十味，異搗篩，合治之，以苦酒漬烏梅一宿，去核，蒸之五斗米下，飯熟，搗成泥，和藥令相得，納臼中與蜜杵二千下，丸如梧桐子大，先食飲服十丸，日三服。稍加至二十丸，禁生冷滑物臭食等。

以上皆傳經脈證並治之正法也。若入腑及臟為傳經變病，治列後條。

若兩感於寒者，一日太陽受之，即與少陰俱病，則頭痛、口乾、煩滿而渴，脈時浮時沉，時數時細，大青龍湯加附子主之。

大青龍加附子湯方

麻黃六兩（去節） **桂枝**二兩（去皮） **甘草**二兩（炙） **杏仁**四十枚（去皮尖） **生薑**三兩（切） **大棗**十枚（擘） **石膏**如雞子大 **附子**一枚（炮，去皮，破八片）

上八味，以水九升，先煮麻黃減二升，去上沫，納諸藥，煮取三升，去滓，溫服一升，取微似汗；汗出多者溫粉粉之；一服汗者，停後服；若復服汗多亡陽，遂虛，惡風煩躁不得眠也。

二日陽明受之，即與太陰俱病，則腹滿身熱、不欲食、譫語，脈時高時卑，時強時弱，宜大黃石膏茯苓白朮枳實甘草湯。

大黃石膏茯苓白朮枳實甘草湯方

大黃四兩 **石膏**一斤 **茯苓**三兩 **白朮**四兩 **枳實**三兩 **甘草**三兩（炙）

上六味，以水八升，煮取五升，溫分三服。

三日少陽受之，即與厥陰俱病，則耳聾，囊縮而厥，水漿不入，脈乍弦乍急，乍細乍散，宜當歸附子湯主之。

當歸附子湯方

當歸四兩 **附子**大者一枚（炮，去皮，破八片） **人參**三兩 **黃連**三兩 **黃柏**三兩上五味，以水六升，煮取三升，溫服一升，日三服。

以上皆傳經變病，多不可治，不知人者，六日死。若三陰、三陽、五臟、六腑皆受病，則榮衛不行，臟腑不通而死矣。所謂兩感於寒不免於死者，其在斯乎！其在斯乎！

若不加異氣者，至七日太陽病衰，頭痛少癒也；八日陽明病衰，身熱少歇也；九日少陽病衰，耳聾微聞也；十日太陰病衰，腹減如故，則思飲食；十一日少陰病衰，渴止，舌乾已而嚏；十二日厥陰病衰，囊縱，少腹微下，大氣皆去，病人精神爽也。若過十三日以上，不間，尺寸陷者，大危。

若更感異氣，變為他病者，當依壞病證法而治之。

若脈陰陽俱盛，重感於寒者，變成溫瘧。

陽脈浮滑，陰脈濡弱，更傷於風者，變為風溫。

陽脈洪數，陰脈實大，更遇溫熱者，變為溫毒。溫毒，病之最重者也。

陽脈濡弱，陰脈弦緊，更遇溫氣者，變為溫疫。

以此冬傷於寒，發為溫病，脈之變證，方治如說。

凡人有疾，不時即治，隱忍冀差，以成痼疾。小兒女子，益以滋甚。時氣不和，便當早言，尋其邪由，及在腠理，以時治之，罕有不癒者。患人忍之，數日乃說，邪氣入臟，則難為制。

凡作湯藥，不可避晨夕，覺病須臾，即宜便治，不等早晚，則易癒矣。如或差遲，病即傳變，雖欲除治，必難為力。服藥不如方法，縱意違師，不須治之。

凡傷寒之病，多從風寒得之。始表中風寒，入裡則不消矣。未有溫覆當而不消散者。不在證治，擬欲攻之，猶當先解表，乃可下之。若表未解，而內不消，非大滿，猶有寒熱，則不可下。若表已解，而內不消，大滿大實，腹堅，中有燥屎，自可下之。雖四五日，數下之，不能為禍也。若不宜下，而便攻之，則內虛熱入，協熱遂利，煩躁諸變，不可勝數，輕者困篤，重者必死矣。

夫陽盛陰虛，汗之則死，下之則癒；陽虛陰盛，汗之則癒，下之則死。如是則神丹安可以誤發，甘遂何可以妄攻？虛盛之治，相背千里，吉凶之機，應若影響，豈容易哉！況桂枝下咽，陽盛即斃；承氣入胃，陰盛以亡。死生之要，在乎須臾，視身之盡，不暇計日。此陰陽虛實之交錯，其候至微；發汗吐下之相反，其禍至速，而醫朮淺狹，懵然不知病源，為治乃誤，使病者殞歿，自謂其分，至令冤魂塞於冥路，死屍盈於曠野，仁者鑒此，豈不痛歟！

凡兩感病俱作，治有先後，發表攻裡，本自不同，而執迷用意者，乃云神丹甘遂合而飲之，且解其表，又除其裡，言巧似是，其理實違。夫智者之舉錯也，常審以慎；愚者之動作也，必果而速。安危之辨，豈可詭哉！世上之士，但務彼翕習之榮，而莫見此傾危之敗，惟明者居然，能護其本，近取諸身，夫何遠焉。

凡發汗，溫暖湯藥，其方雖言日三服，若病劇不解，當促其間，可半日中盡三服。若與病相阻，即使有所覺，病重者一日一夜，當晬時觀之，如服一劑，病證猶在，故當復作本湯服之。至有不能汗出，服三劑乃解；若汗不出者，死病也。

凡得時氣病，至五六日，而渴欲飲水，飲不能多，不當與也，何者？以腹中熱尚少，不能消之，便更與人作病也。至七八日，大渴欲飲水者，猶當依證而與之。與之時常令不足，勿極意也。言能飲一斗，與五升。若飲而腹滿，小便不利，若喘若噦，不可與之也。忽然大汗出，是為自癒也。

凡得病反能飲水，此為欲癒之病。其不曉病者，但聞病欲飲水者自癒，小渴者乃強與飲之，因成其禍，不可復救也。

凡得病厥，脈動數，服湯更遲；脈浮大減小，初躁後靜，此皆癒證也。

凡治溫病，可刺五十九穴。又身之穴，三百六十有五，其三十穴灸之有害；七十九穴刺之為災，並中髓也。

脈四損，三日死。平人一息，病人脈一至，名曰四損。

脈五損，一日死。平人二息，病人脈一至，名曰五損。

脈六損，一時死。平人三息，病人脈一至，名曰六損。

四損，經氣絕；五損，腑氣絕；六損，臟氣絕。真氣不行於經，曰經氣絕；不行於腑，曰腑氣絕；不行於臟，曰臟氣絕。經氣絕，則四肢不舉；腑氣絕，則不省人事；臟氣絕，則一身盡冷。

脈盛身寒，得之傷寒；脈虛身熱，得之傷暑。脈陰陽俱盛，大汗出，下之不解者死。脈陰陽俱虛，熱不止者死。脈至乍數乍疏者死。脈至如轉索，按之不易者，其日死。譫言妄語，身微熱，脈浮大，手足溫者，生。逆冷，脈沉細者，不過一日死矣。此以前是傷寒熱病證候也。

脈濡而弱，弱反在關，濡反在巔，微反在上，澀反在下。微則陽氣不足，澀則無血。陽氣反微，中風汗出而反躁煩。澀則無血，厥而且寒。陽厥發汗，躁不得眠。陽微則不可下，下之則心下痞硬。

動氣在右，不可發汗，發汗則衄而渴，心苦煩，飲水即吐。

動氣在左，不可發汗，發汗則頭眩，汗不止，則筋惕肉瞤。

動氣在上，不可發汗，發汗則氣上衝，止於心下。

動氣在下，不可發汗，發汗則無汗可發，心中大煩，骨節疼痛，目眩惡寒，食則吐穀，氣不得前。

咽中閉塞，不可發汗，發汗則吐血，氣微欲絕，手足厥冷，欲得踡臥，不能自溫。

諸脈得數動微弱者，不可發汗，發汗則大便難，腹中乾，胃燥而煩，其形相象，根本異源。

脈濡而弱，弱反在關，濡反在巔，弦反在上，微反在下。弦為陽運，微為陰寒。上實下虛，意欲得溫。微弦為虛，不可發汗，發汗則寒慄，不能自還。咳而發汗，其咳必劇，數吐涎沫，咽中必乾，小便不利，心中飢煩，晬時而發，其形似瘧，有寒無熱，虛而寒慄，踡而苦滿，腹中復堅，命將難全。

厥逆脈緊，不可發汗，發汗則聲亂、咽嘶、舌萎、聲不得前。

諸逆發汗，病微者難瘥，劇者必死。

凡發汗，欲令遍身漐漐微似汗，不可令如水流漓。若病不解，當重發汗；若汗多者，不得重發汗，亡陽故也。

凡服湯發汗，中病便止，不必盡劑。

凡用吐湯，中病便止，不必盡劑。

諸四逆厥者，不可吐之；虛家，亦然。

凡病胸上諸實，胸中鬱鬱而痛，不能食，欲使人按之，而反有涎唾，下利十餘行，其脈反澀，寸口脈微滑，此可吐之，吐之利則止。

宿食在上脘者，當吐之。

動氣在右，不可下之，下之則津液內竭，咽燥、鼻乾、頭眩、心悸也。

動氣在左，不可下之。下之則腹內拘急，食飲不下，動氣更劇。雖有身熱，臥則欲蜷。

動氣在上，不可下之。下之則掌中熱煩，身上浮冷，熱汗自泄，欲得水自灌。

動氣在下，不可下之。下之則腹脹滿，卒起頭眩，食則下利清穀，心下痞。

咽中閉塞，不可下之。下之則上輕下重，水漿不得下，臥則欲蜷，身急痛，下利日數十行。

諸外實者，不可下之。下之則發微熱，若亡，脈厥者，當臍握熱。

諸虛者，不可下之。下之則大渴。求水者，易癒；惡水者，劇。

脈濡而弱，弱反在關，濡反在巔，弦反在上，微反在下。弦為陽運，微為陰寒。上實下虛，意欲得溫。微弦為虛，虛者不可下也。微弦為咳，咳則吐涎，下之則咳止，而利因不休，利不休則胸中如蟲嚙，粥入則出，小便不利，兩脇拘急，喘息為難，頸背相引，臂則不仁，極寒反汗出，身冷若冰，眼睛不慧，語言不休，而穀氣多入，此為除中，口雖欲言，舌不得前。

脈濡而弱，弱反在關，濡反在巔，浮反在上，數反在下。浮為陽虛，數為無血，浮為虛，數生熱。浮為虛，自汗出而惡寒，振而寒慄；微弱在關，胸下為急，喘汗而不得呼吸，數為痛，呼吸之中痛在於脇，振寒相搏，形如瘧狀，醫反下之，故令脈數，發熱，狂走，見鬼，心下為痞，小便淋漓，小腹甚硬，小便尿血也。

脈濡而緊，濡則衛氣微，緊則榮中寒。陽微衛中風，發熱而惡寒；榮緊胃氣冷，微嘔心內煩。醫謂有大熱，解肌而發汗，亡陽虛煩躁，心下苦痞堅。表裡俱虛竭，卒起而頭眩。客熱在皮膚，悵快不得眠。不知胃氣冷，緊寒在關元。技巧無所施，汲水灌其身。客熱應時罷，慄慄而振寒。重被而覆之，汗出而冒巔；體惕而又振，小便為微難。寒氣因水發，清穀不容閒。嘔變反腸出，顛倒不得安。手足為微逆，身冷而內煩。遲欲從後救，安可復追還。

脈浮而緊，浮則為風，緊則為寒。風則傷衛，寒則傷榮。榮衛俱病，骨節煩疼。當發其汗，而不可下也。

脈浮而大，心下反硬，有熱，屬臟者，攻之，不令發汗；屬腑者，不令溲數。溲數則大便硬，汗多則熱甚。脈遲者，尚未可攻也。

傷寒，脈陰陽俱緊，惡寒發熱，則脈欲厥。厥者，脈初來大，漸漸小，更來漸大，是其候也。如此者惡寒，甚者，翕翕汗出，喉中痛；若熱多者，目赤脈多，睛不慧，醫復發之，咽中則傷；若復下之，則兩目閉，寒多便清穀，熱多便膿血；若熏之，則身發黃；若熨之，則咽燥。若小便利者，可救之；若小便難者，危殆也。

傷寒發熱，口中勃勃氣出，頭痛，目黃，衄不可制，陰陽俱虛，貪水者必嘔，惡水者厥。若下之，則咽中生瘡；假令手足溫者，必下重便膿血。頭痛目黃者，下之則目閉。貪水者，下之則脈厥，其聲嚶嚶，咽喉塞，汗之則戰慄。惡水者，下之則裡冷，不嗜食，大便完穀出，汗之則口中傷，舌上白苔，煩躁，脈反數，不大便，六七日後必便血，小便不利也。

凡服下湯，得利便止，不必盡劑。此以前是汗吐下三法之大要也。若能於此例之外，更神而明之，斯道其庶幾乎？

雜病例

問曰：上工治未病，何也？

師曰：夫治未病者，見肝之病，知肝傳脾，當先實脾，四季脾旺不受邪，即勿補之。中工不曉相傳，見肝之病，不解實脾，惟治肝也。

夫肝之病，補用酸，助用焦苦，益用甘味之藥調之。酸入肝，焦苦入心，甘入脾。脾能傷腎，腎氣微弱，則水不行；水不行，則心火氣盛，心火氣盛則傷肺；肺被傷，則金氣不行；金氣不行，則肝氣盛，肝必自癒。此治肝補脾之要妙也。肝虛則用此法，實則不可用之。經曰：「勿虛虛，勿實實，補不足，損有餘。」是其義也。餘臟準此。

夫人稟五常，因風氣而生長，風氣雖能生萬物，亦能害萬物，如水能浮舟，亦能覆舟。若五臟元真通暢，人即安和。客氣邪風，中人多死。

千般疢（ㄔㄣˋ，熱病）難，不越三條：一者，經絡受邪，入於臟腑，為內所因也；二者，四肢九竅，血脈相傳，壅塞不通，為外皮膚所中也；三者，房室、金刃、蟲獸所傷。以此詳之，病由多盡。

若人能養慎，不令邪風干忤經絡，適中經絡，未流傳臟腑，即醫治之，四肢才覺重滯，即導引、吐納、針灸、膏摩，勿令九竅閉塞；更能無犯王法，禽獸災傷，房室勿令竭乏，服食節其冷熱苦酸辛甘，不遺形體有衰，病則無由入其腠理。腠者，是三焦通會元真之處，為血氣所注；理者，是皮膚臟腑之紋理也。

問曰：病人有氣色見於面部，願聞其說。

師曰：鼻頭色青，腹中痛，苦冷者死。鼻頭色微黑者，有水氣；色黃者，胸上有寒；色白者，亡血也。設微赤非時者死。其目正圓者痙，不治。又色青為痛，色黑為勞，色赤為風，色黃者便難，色鮮明者有留飲。

師曰：語聲寂寂然喜驚呼者，骨節間病；語聲喑喑然不徹者，心膈間病；語聲啾啾然細而長者，頭中病。

師曰：息搖肩者，心中堅；息引胸中上氣者，咳；息張口短氣者，肺痿唾沫。

師曰：吸而微數者，其病在中焦，實也，下之則癒，虛者不治。在上焦者，其吸促，在下焦者，其吸遠，此皆難治。呼吸動搖振振者，不可治也。

師曰：寸口脈動者，因其旺時而動。假令肝旺色青，四時皆隨其色。肝色青而反色白，非其時，色脈皆當病。

問曰：有未至而至，有至而不至，有至而不去，有至而太過，何謂也？

師曰：冬至之後，甲子夜半，少陽起，少陽之時，陽始生，天得溫和。以未得甲子，天因溫和，此未至而至也；以得甲子，而天猶未溫和，為至而不至也；以得甲子，而天大寒不解，此為至而不去也；以得甲子，而天溫如盛夏五六月時，此為至而太過也。

問曰：《經》云「厥陽獨行」，何謂也？

師曰：此為有陽無陰，故稱厥陽。

問曰：寸脈沉大而滑，沉則為實，滑則為氣，實氣相

搏，血氣入臟即死，入腑即癒，此為卒厥，何謂也？

師曰：唇口青，身冷，為入臟，即死；如身和，汗自出，為入腑，即癒。

問曰：脈脫，入臟即死，入腑即癒，何謂也？

師曰：非為一病，百病皆然。譬如浸淫瘡，從口起流向四肢者可治，從四肢流來入口者不可治；病在外者可治，入裡者即死。

問曰：陽病十八，何謂也？

師曰：頭痛，項、腰、脊、臂、腳掣痛。

陰病十八，何謂也？

師曰：咳、上氣、喘、噦、咽痛、腸鳴、脹滿、心痛、拘急。五臟病各有十八，合為九十病。六腑病各有十八，合為一百八病。此外五勞、七傷、六極、婦人三十六病，不在其中。清邪居上，濁邪居下，大邪中表，小邪中裡，槃（ㄍㄨˇ，穀）飥（ㄊㄨㄛ，餺飥，湯餅、湯麵之意）之邪，從口入者，宿食也。

問曰：病有急當救裡救表者，何謂也？

師曰：病，醫下之，續得下利清穀不止，身體疼痛者，急當救裡；後身疼痛，清便自調者，急當救表也。夫病痼疾，加以卒病，當先治其卒病，後乃治其痼疾也。

師曰：五臟病各有所得者癒，五臟病各有所惡，各隨其所不喜為病。如病者素不喜食，而反暴思之，必發熱也。

夫病在諸臟，欲攻，當隨其所得而攻之，如渴者，與豬苓湯。餘仿此。

夫病者手足寒，上氣腳縮，此六腑之氣絕於外也。下利不禁，手足不仁者，此五臟之氣絕於內也。內外氣絕者，死不治。

師曰：熱在上焦者，因咳為肺痿；熱在中焦者，為腹堅；熱在下焦者，則尿血，或為淋閟（ㄅㄧˋ，閉門）不通。大腸有寒者，多鶩溏；有熱者，便腸垢。小腸有寒者，其人下重膿血；有熱者，必痔。

問曰：三焦竭，何謂也？

師曰：上焦受中焦之氣，中焦未和，不能消穀，故上焦竭者，必善噫；下焦承中焦之氣，中氣未和，穀氣不行，故下焦竭者，必遺溺失便。

問曰：病有積、有聚、有槃氣，何謂也？

師曰：積者，臟病也，終不移處；聚者，腑病也，發作有時，轉輾移痛；槃氣者，脇下痛，按之則癒，癒而復發，為槃氣。諸積之脈，沉細附骨在寸口，積在胸中；微出寸口，積在喉中；在關者，積在臍旁；上關上，積在心下；微出下關，積在少腹。在尺中，積在氣衝；脈出左，積在左；脈出右，積在右；脈左右俱出，積在中央；各以其部處之。

卷四

溫病脈證並治

溫病有三：曰春溫、曰秋溫、曰冬溫。此皆發於伏氣，夏則病暑，而不病溫。冬傷於寒，其氣伏於少陰，至春發為溫病，名曰春溫。

夏傷於濕，其氣伏於太陰，至秋燥乃大行，發為溫病，名曰秋溫。

氣不當至而至，初冬乃大寒，燥以內收，其氣伏於厥陰，冬至後，天應寒而反溫，發為溫病，名曰冬溫。

春秋病溫，此其常；冬時病溫，此其變。冬時應寒而反大溫，此非其時而蓄其氣，及時不病，至春乃發，名曰大溫。此由冬不藏精，氣失其正，春時陽氣外發，二氣相搏，為病則重，醫又不曉病源為治，乃誤屍氣流傳，遂以成疫。

病春溫，其氣在上，頭痛，咽乾，發熱，目眩，甚則譫語，脈弦而急，小柴胡加黃連牡丹湯主之。

小柴胡加黃連牡丹湯方

柴胡半斤　黃芩三兩　人參三兩　栝蔞根四兩　黃連三兩　牡丹皮四兩　甘草三兩（炙）　生薑三兩　大棗十二枚（擘）

上九味，以水一斗二升，煮取三升，去滓，溫服一升，日三服。

病秋溫，其氣在中，發熱，口渴，腹中熱痛，下利便膿血，脈大而短澀，地黃知母黃連阿膠湯主之；不便膿血者，白虎湯主之。

地黃知母黃連阿膠湯方

地黃八兩　知母四兩　黃連三兩　阿膠一兩

上四味，以水一斗，先煮三味，取三升，去滓，納膠烊消，溫服一升，日三服。

白虎湯方

知母六兩　石膏一斤碎（棉裹）　甘草二兩（炙）　粳米六合

上四味，以水一斗，煮米熟，湯成去滓，溫服一升，日三服。

病冬溫，其氣在下，發熱，腹痛引少腹，夜半咽中乾痛，脈沉實，時而大數，石膏黃連黃芩甘草湯主之；不大便六七日者，大黃黃芩地黃牡丹湯主之。

石膏黃連黃芩甘草湯方

石膏半斤碎（綿裹）　黃連三兩　黃芩四兩　甘草二兩

上四味，以水一斗，煮取三升，溫服一升，日三服。

大黃黃芩地黃牡丹湯方

大黃四兩　黃芩三兩　地黃四兩　牡丹皮三兩

上四味，以水一斗二升，煮取二升，去滓，分溫二服，大便利，止後服。

病溫，頭痛，面赤，發熱，手足拘急，脈浮弦而數，名曰風溫，黃連黃芩梔子牡丹芍藥湯主之。

黃連黃芩梔子牡丹芍藥湯方

黃連三兩　黃芩三兩　梔子十四枚（擘）　牡丹三兩　芍藥三兩

上五味，以水六升，煮取三升，去滓，溫服一升，日三服。

病溫，其人素有濕，發熱脣焦，下利，腹中熱痛，脈大而數，名曰濕溫，豬苓加黃連牡丹湯主之。

豬苓加黃連牡丹湯方

豬苓一兩　茯苓一兩　阿膠一兩　澤瀉一兩　滑石一兩　黃連一兩　牡丹一兩

上七味，以水四升，先煮六味，取二升，去滓，納膠烊消，分溫再服。

病溫，舌赤，咽乾，心中煩熱，脈急數，上寸口者，溫邪干心也，黃連黃芩阿膠甘草湯主之。

黃連黃芩阿膠甘草湯方

黃連一兩　黃芩一兩　阿膠一兩　甘草一兩

上四味，以水一斗，先煮三味，取四升，去滓，納膠烊消，分溫三服。

病溫，口渴，咳嗽，衄不止，脈浮而數大，此溫邪乘肺也，黃芩石膏杏子甘草湯主之。

黃芩石膏杏子甘草湯方

黃芩三兩　石膏半斤（碎）　杏仁十四枚（去皮尖）　甘草一兩（炙）

上四味，以水五升，煮取三升，去滓，溫服一升，日三服。

病溫，發熱，腰以下有水氣，甚則少腹熱痛，小便赤數，脈急而數，下尺中者，此溫邪移腎也，地黃黃柏秦皮茯苓澤瀉湯主之。

地黃黃柏秦皮茯苓澤瀉湯方

地黃六兩　黃柏三兩　秦皮二兩　茯苓三兩　澤瀉一兩

上五味，以水八升，煮取三升，去滓，溫服一升，日三服。

病大溫，發熱，頭暈，目眩，齒枯，唇焦，譫語，不省人事，面色乍青乍赤，脈急大而數者，大黃香蒲湯主之；若喉閉難下咽者，針少商令出血；若脈乍疏乍數，目內陷者，死。

大黃香蒲湯方

大黃四兩　**香蒲**一兩　**黃連**三兩　**地黃**半斤　**牡丹皮**六兩

上五味，以水一斗，煮取六升，去滓，溫服二升，日三服。

溫病，下之大便溏，當自癒；若下之利不止者，必腹滿，宜茯苓白朮甘草湯主之。

茯苓白朮甘草湯方

茯苓四兩　**白朮**三兩　**甘草**一兩（炙）

上三味，以水八升，煮取三升，去滓，溫服一升，日三服。

風溫者，因其人素有熱，更傷於風，而為病也。脈浮弦而數，若頭不痛者，桂枝去桂加黃芩牡丹湯主之。若伏氣病溫，誤發其汗，則大熱煩冤，唇焦，目赤，或衄，或吐，耳聾，脈大而數者，宜白虎湯；大實者，宜承氣輩；若至十餘日則入於裡，宜黃連阿膠湯。何以知其入裡？以脈沉而數，心煩不臥，故知之也。

桂枝去桂加黃芩牡丹湯方

芍藥三兩　**甘草**二兩（炙）　**生薑**三兩（切）　**大棗**十二枚（擘）　**黃芩**三兩　**牡丹皮**三兩

上六味，以水八升，煮取三升，去滓，溫服一升，日三服。

白虎湯方（見前）

大承氣湯方

大黃四兩（酒洗）　**厚朴**半斤（製）　**枳實**五枚（炙）　**芒硝**三合

上四味，以水一斗，先煮二物，取五升，去滓，納大黃更煮取二升，去滓，納芒硝，更上微火，一兩沸，分溫再服，得下，餘勿服。

小承氣湯方

大黃四兩（酒洗）　**厚朴**二兩（製）　**枳實**大者三枚（炙）

上三味，以水四升，煮取一升二合，去滓，分溫二服，初服當更衣，不爾盡飲之，若更衣者，勿服之。

調胃承氣湯方

大黃四兩（酒洗）　**甘草**二兩（炙）　**芒硝**半斤

上三味，以水三升，煮取一升，去滓，納芒硝，更上微火，煮令沸，少少溫服之。

黃連阿膠湯方

黃連四兩　**芍藥**二兩　**黃芩**二兩　**阿膠**三兩　**雞子黃**三枚

上五味，以水六升，先煮三物，取二升，去滓，納阿膠烊消，小冷，納雞子黃，攪令相得，溫服七合，日三服。

病溫，治不得法，留久移於三焦。其在上焦，則舌謇，神昏，宜梔子湯；其在中焦，則腹痛而利，利後腹痛，唇口乾燥，宜白虎加地黃湯；其在下焦，從腰以下熱，齒黑，咽乾，宜百合地黃牡丹皮半夏茯苓湯。

梔子湯方

梔子十六枚（擘）　**黃芩**三兩　**半夏**半斤　**甘草**二兩

上四味，以水四升，先煮梔子，取二升半，去滓，納三味，煮取一升，分溫再服。

白虎加地黃湯方

知母六兩　**石膏**一斤（碎）　**甘草**二兩（炙）　**粳米**六合　**地黃**

六兩

上五味以水一斗，煮米熟，湯成去滓，溫服一升，日三服。

百合地黃牡丹皮半夏茯苓湯方

百合七枚（擘）　**地黃汁**一升　**牡丹皮**六兩　**半夏**一升　**茯苓**四兩

上五味，先以水洗百合，漬一宿，當白沫出，去其水，別以水二升，煮取一升，去滓，別以泉水四升，煮三味，取二升，去滓，納地黃汁與百合汁，更上火，令沸，溫服一升，日三服。

卷五

傷暑脈證並治

傷暑，肺先受之。肺為氣府，暑傷元氣，寸口脈弱，口渴，汗出，神昏，氣短，竹葉石膏湯主之。

竹葉石膏湯方

竹葉兩把　粳米半升　半夏半升（洗）　石膏一斤　人參三兩　麥門冬一升　甘草二兩（炙）

上七味，以水一斗，先煮六味，取六升，去滓，納粳米，煮取米熟，湯成，溫服一升，日三服。

傷暑，發熱，汗出，口渴，脈浮而大，名曰中暍，白虎加人參黃連阿膠湯主之。

白虎加黃連阿膠湯方

知母六兩　石膏一斤碎（綿裹）　甘草二兩（炙）　粳米六合　人參三兩　黃連三兩　阿膠二兩

上七味，以水一斗，先煮六味，米熟湯成去滓，納膠烊消，溫服一升，日三服。

傷暑，汗出已，發熱，煩躁，聲嘶，脈反浮數者，此為肺液傷，百合地黃加牡蠣湯主之。

百合地黃加牡蠣湯方

百合七枚　地黃汁一升　牡蠣二兩

上三味，先以水洗百合，漬一宿，當白沫出，去其水，另以泉水二升，煮二味，取一升，去滓，納地黃汁，煮取一升五合，分溫再服。

傷暑，心下有水氣，汗出，咳嗽，渴欲飲水，水入則吐，脈弱而滑，栝蔞茯苓湯主之。

栝蔞茯苓湯方

栝蔞大者一枚（共皮子擣）　茯苓三兩　半夏三兩（洗）　黃連二兩　甘草一兩（炙）

上五味，以水五升，煮取二升，溫服一升，日再服。

傷暑，發熱，無汗，水行皮中故也。脈必浮而滑，先以熱水灌之，令汗出，後以竹茹半夏湯與之。

竹茹半夏湯方

竹茹二兩　栝蔞根二兩　茯苓三兩　半夏半升

上四味，以水五升，煮取三升，分溫三服。

太陽中熱者，暍是也。其人汗出，惡寒，身熱而渴，白虎加人參湯主之。

白虎加人參湯方

知母六兩　石膏一兩碎（綿裹）　甘草二兩（炙）　粳米六合　人參三兩

上五味，以水一斗，煮米熟，湯成去滓，溫服一升，日三服。

太陽中暍，身熱，疼重，而脈微弱者，以夏月傷冷水，水行皮中所致也，豬苓加人參湯主之；一物瓜蒂湯亦主之。

豬苓加人參湯方

豬苓一兩　茯苓一兩　滑石一兩　澤瀉一兩　阿膠一兩　人參三兩

上六味，以水四升，先煮五味，取二升，納阿膠烊消，溫服七合，日三服。

一物瓜蒂湯方

瓜蒂二十個

上銼，以水一升，煮取五合，去滓，頓服。

凡病暑者，當汗出，不汗出者，必發熱，發熱者，必不汗出也，不可發汗，發汗則發熱，煩躁，失聲，此為肺液枯，息高氣賁者，不治。

傷暑，夜臥不安，煩躁，譫語，舌赤，脈數，此為暑邪干心也，黃連半夏石膏甘草湯主之。

黃連半夏石膏甘草湯方

黃連三兩　半夏半升　石膏一斤碎（綿裹）　甘草二兩（炙）

上四味，以水五升，煮取三升，去滓，溫服一升，日三服。

太陽中暍，發熱，惡寒，身重疼痛，其脈弦細芤遲，小便已，灑灑然毛聳，手足厥冷；小有勞身即熱，口開，前板齒燥；若發汗，則惡寒甚；加溫針，則發熱甚，數下之，則淋甚；白虎加桂枝人參芍藥湯主之。

白虎加桂枝人參芍藥湯方

知母六兩　石膏一斤碎（綿裹）　甘草二兩（炙）　粳米六合　桂枝一兩　人參三兩　芍藥二兩

上七味，以水八升，煮米熟湯成，溫服一升，日三服。

傷暑，脈弱，口渴，大汗出，頭暈者，人參石膏湯主之。

人參石膏湯方

人參三兩　石膏一斤碎（綿裹）　竹葉一把　黃連一兩　半夏半升

（洗）

上五味，以水六升，煮取三升，去滓，溫服一升，日三服。

傷暑者，頭不痛，頭痛者風也，頭重者濕也。

熱病脈證並治

熱之為病，有外至，有內生。外至可移，內有定處，不循經序，舍於所合，與溫相似，根本異源，傳經化熱，伏氣變溫，醫多不曉，認為一體，如此殺人，莫可窮極。為子條記，傳與後賢。

熱病，面赤，口爛，心中痛，欲嘔，脈洪而數，此熱邪干心也，黃連黃芩瀉心湯主之。

黃連黃芩瀉心湯方

黃連三兩　黃芩二兩

上二味，以水二升，煮取一升，分溫再服。

熱病，身熱，左脇痛，甚則狂言亂語，脈弦而數，此熱邪乘肝也，黃連黃芩半夏豬膽汁湯主之。

黃連黃芩半夏豬膽汁湯方

黃連二兩　黃芩三兩　半夏一升　豬膽大者一枚（取汁）

上四味，以水六升，先煮三物，取三升，去滓，納膽汁和合，令相得，分溫再服。

熱病，腹中痛，不可按，體重，不能俯仰，大便難，脈數而大，此熱邪乘脾也，大黃厚朴甘草湯主之。

大黃厚朴甘草湯方

大黃四兩　厚朴六兩　甘草三兩

上三味，以水五升，煮取二升，服一升，得大便利，勿再服。

熱病，口渴，喘，嗽，痛引胸中，不得太息，脈短而數，此熱邪乘肺也，黃連石膏半夏甘草湯主之。

黃連石膏半夏甘草湯方

黃連一兩　石膏一斤碎（綿裹）　半夏半升（洗）　甘草三兩

上四味，以水六升，煮取三升，去滓，溫服一升，日三服。

熱病，咽中乾，腰痛，足下熱，脈沉而數，此熱邪移腎也，地黃黃柏黃連半夏湯主之。

地黃黃柏黃連半夏湯方

地黃半斤　黃柏六兩　黃連三兩　半夏一升（洗）

上四味，以水八升，煮取三升，去滓，溫服一升，日三服。

濕病脈證並治

濕氣為病，內外上下，四處流行，隨邪變化，各具病形，按法診治，勿失紀綱。濕氣在上，中於霧露，頭痛，項強，兩額疼痛，脈浮而澀，黃耆桂枝茯苓細辛湯主之。

黃耆桂枝茯苓細辛湯方

黃耆三兩　桂枝二兩　茯苓三兩　細辛一兩

上四味，以水五升，煮取三升，去滓，溫服一升，日三服。

濕氣在下，中於冷水，從腰以下重，兩足腫，脈沉而澀，桂枝茯苓白朮細辛湯主之。

桂枝茯苓白朮細辛湯方

桂枝三兩　茯苓四兩　白朮三兩　細辛二兩

上四味，以水六升，煮取二升，去滓，溫服一升，日再服。

濕氣在外，因風相搏，流於經絡，骨節煩疼，臥不欲食，脈浮緩，按之澀，桂枝湯微發其汗，令風濕俱去；若惡寒，身體疼痛，四肢不仁，脈浮而細緊，此為寒氣，並桂枝麻黃各半湯主之。

桂枝湯方

桂枝三兩（去皮）　**芍藥**三兩　**甘草**二兩（炙）　**生薑**三兩（切）　**大棗**十二枚（擘）

上五味，㕮咀。以水七升，微火煮取三升，去滓，適寒溫，服一升。服已須臾，啜熱稀粥一升餘，以助藥力，溫覆令一時許，遍身漐漐微似有汗者益佳，不可令如水流漓，病必不除。若一服汗出病瘥，停後服，不必盡劑；若不汗，更服依前法；又不汗，後服小促其間，半日許，令三服盡；若病重者，一日一夜服，週時觀之。服一劑盡，病證猶在者，更作服；若汗不出，乃服至二三劑。禁生冷、黏滑、肉麵、五辛、酒酪、臭惡等物。

麻黃湯方

麻黃三兩（去節）　**桂枝**三兩（去皮）　**甘草**一兩（炙）　**杏仁**七十枚（去皮尖）

上四味，以水九升，先煮麻黃減二升，去上沫，納諸藥，煮取二升半，去滓，溫服八合，覆取微似汗，不須啜粥，餘如桂枝法將息。

桂枝麻黃各半湯方

即桂枝湯三合，麻黃湯三合，併為六合，頓服之，將息如桂枝湯法。

濕氣在內，與脾相搏，發為中滿；胃寒相將，變為泄瀉。中滿宜白朮茯苓厚朴湯；泄瀉宜理中湯；若上干肺，發為肺寒，宜小青龍湯；下移腎，發為淋瀝，宜五苓散；流於肌肉，發為黃腫，宜麻黃茯苓湯；若流於經絡，與熱氣相乘，則發癰膿；脾胃素寒，與濕久留，發為水飲，與燥相搏，發為痰飲，治屬飲家。

白朮茯苓厚朴湯方

白朮三兩　茯苓四兩　厚朴二兩（炙，去皮）

上三味，以水五升，煮取一升五合，去滓，分溫再服。

麻黃茯苓湯方

麻黃二兩（去節）　茯苓三兩　白朮三兩　防己一兩　赤小豆一升

上五味，以水七升，先煮麻黃，再沸，去上沫，納諸藥，煮取三升，去滓，溫服一升，日三服。

理中湯方

人參三兩　乾薑三兩　白朮三兩　甘草三兩（炙）

上四味，以水八升，煮取三升，去滓，溫服一升，日三服。

小青龍湯方

麻黃三兩（去節） 芍藥三兩 細辛三兩 桂枝三兩（去皮） 乾薑三兩 半夏半升（洗） 甘草三兩 五味子半升

上八味，一水一斗，先煮麻黃減二升，去上沫，納諸藥，煮取三升，去滓，溫服一升，日三服。

五苓散方

豬苓十八銖（去皮） 澤瀉一兩六銖 茯苓十八銖 桂枝半兩（去皮） 白朮十八銖

上五味，擣為散，以白飲和服方寸匕，日三服。多飲暖水，汗出癒。

太陽病，關節疼痛而煩，脈沉而細者，此名濕痹。濕痹之候，其人小便不利，大便反快，但當利其小便。

濕家之為病，一身盡疼，發熱，身色如薰黃。

濕家，其人但頭汗出，背強，欲得被覆向火。若下之早，則噦，胸滿，小便不利，舌上滑苔者，以丹田有熱，胸中有寒，渴欲得水，而不能飲，口燥煩也。

濕家下之，額上汗出，微喘，小便利者死；若下利不止者，亦死。

問曰：風濕相搏，一身盡疼，法當汗出而解，值天陰雨

不止，醫云此可發汗，汗之病不癒者，何也？

師曰：發其汗，汗大出者，但風氣去，濕氣在，是故不癒也。若治風濕者，發其汗，但微微似欲出汗者，風濕俱去也。

濕家病，身上疼痛，發熱，面黃而喘，頭痛，鼻塞而煩，其脈大，自能飲食，腹中和無病，病在頭中寒濕，故鼻塞，納藥鼻中，則癒。

鼻塞方

蒲灰　細辛　皂莢　麻黃

上四味，等份為末，調和，納鼻中少許，嚏則癒。

濕家，身煩疼，可與麻黃加朮湯發其汗為宜，慎不可以火攻之。

麻黃加朮湯方

麻黃三兩（去節）　桂枝二兩（去皮）　甘草一兩（炙）　白朮四兩　杏仁七十個（去皮尖）

上五味，以水九升，先煮麻黃，減二升，去上沫，納諸藥，煮取二升半，去滓，溫服八合，覆取微汗，不得汗再服，得汗，停後服。

病者一身盡疼，發熱，日晡所劇者，此名風濕。此病傷於汗出當風，或久傷取冷所致也，可與麻黃杏仁薏苡甘草湯。

麻黃杏仁薏苡甘草湯方

麻黃一兩　杏仁十枚（去皮尖）　薏苡半兩　甘草一兩（炙）

上四味，銼麻豆大，每服四錢匕，水一升半，煎取八分，去滓，溫服有微汗，避風。

風濕，脈浮，身重，汗出，惡風者，防己黃耆湯主之。

防己黃耆湯方

防己一兩　甘草半兩（炙）　白朮十八銖　黃耆一兩

上四味，銼如麻豆大，每抄五錢匕，生薑一分切，大棗一枚擘，水一升半，煎八分，去滓，溫服。喘者加麻黃五分；胃中不和者，加芍藥三分；氣上衝者，加桂枝三分；下有陳寒者，加細辛三分；服後當如蟲行皮中，從腰下如冰，後坐被上，又以一被繞之，溫令有微汗，瘥。

傷寒八九日，風濕相搏，不能自轉側，不嘔，不渴，脈浮虛而澀者，桂枝附子湯主之；若大便堅，小便自利者，白朮附子湯主之。

桂枝附子湯方

桂枝四兩（去皮）　附子二枚（炮）　甘草二兩（炙）　生薑三兩（切）　大棗十二枚（擘）

上五味，以水六升，煮取三升，去滓，分溫三服。

白朮附子湯方

白朮一兩　**附子**一枚（炮）　**甘草**二兩（炙）　**生薑**一兩半　**大棗**六枚（擘）

上五味，以水三升，煮取一升，去滓，分溫三服，一服覺身痹，半日許再服，三服都盡，其人如冒狀，勿怪，即朮附並走皮中，逐水氣，未得除耳。

風濕相搏，骨節疼煩，掣痛，不得屈伸，近之則痛劇，汗出，短氣，小便不利，惡風，不欲去衣，或身微腫者，甘草附子湯主之。

甘草附子湯方

甘草二兩（炙）　**附子**二枚（炮，去皮）　**白朮**二兩　**桂枝**四兩

上四味，以水六升，煮取三升，去滓，溫服一升，日三服。初服得微汗則解；能食，汗出，復煩者，服五合；恐一升多者，服六七合為佳。

傷燥脈證並治

傷燥，肺先受之，出則大腸受之，移傳五臟，病各異形，分別診治，消息脈經。

燥病，口渴，咽乾，喘，咳，胸滿痛甚則唾血，脈浮短而急，此燥邪干肺也，竹葉石膏杏子甘草湯主之；若移於大腸，則大便難，口渴，欲飲熱，脈急大，在下者，麻仁白蜜煎主之。

竹葉石膏杏子甘草湯方

竹葉一把　石膏半斤　杏仁三十枚（去皮尖）　甘草二兩

上四味，以水五升，煮取三升，去滓，溫服一升，日三服。

麻仁白蜜煎方

麻仁一升　白蜜六合

上二味，以水四升，先煮麻仁，取一升五合，去滓，納蜜，微沸，和合，令小冷，頓服之。

燥病，口爛，熱氣上逆，胸中痛，脈大而澀，此燥邪乘心也，梔子連翹甘草栝蔞湯主之。

梔子連翹甘草栝蔞湯方

梔子十四枚（擘）　**連翹**二兩　**甘草**二兩　**栝蔞根**四兩

上四味，以水七升，煮取三升，去滓，溫服一升，日三服。

燥病，目赤，口苦，咽乾，脇下痛，脈弦而數，此燥邪乘肝也，黃芩牡丹皮栝蔞半夏枳實湯主之。

黃芩牡丹皮栝蔞半夏枳實湯方

黃芩三兩　**牡丹皮**二兩　**半夏**半升（洗）　**枳實**二兩　**栝蔞實**大者一枚（搗）

上五味，以水五升，煮取三升，去滓，溫服一升，日三服。

燥病，色黃，腹中痛不可按，大便難，脈數而滑，此燥邪乘脾也，白虎湯主之。

白虎湯方

知母六兩　**石膏**一斤碎（綿裹）　**甘草**二兩（炙）　**粳米**六合

上四味，一水一斗，煮米熟，湯成去滓，溫服一升，日三服。

燥病，咽乾，喉痛，少腹急痛，小便赤，脈沉而急，此燥邪移腎也，地黃黃柏茯苓栝蔞湯主之。

地黃黃柏茯苓栝蔞湯方

地黃六兩　黃柏　茯苓各三兩　栝蔞根四兩

上四味，以水六升，煮取三升，去滓，溫服一升，日三服。

傷風脈證並治

風為百病之長，中於面，則下陽明，甚則入脾；中於項，則下太陽，甚則入腎；中於側，則下少陽，甚則入肝；病變不一，慎毋失焉。

風病，頭痛，多汗，惡風，腋下痛，不可轉側，脈浮弦而數，此風邪干肝也，小柴胡湯主之；若流於腑，則口苦，嘔逆，腹脹，善太息，柴胡枳實芍藥甘草湯主之。

小柴胡湯方

柴胡半斤　黃芩三兩　人參三兩　半夏半升（洗）　甘草三兩（炙）　生薑三兩（切）　大棗十二枚（擘）

上七味，以水一斗二升，煮取六升，去滓，再煎取三升，溫服一升，日三服。

柴胡枳實芍藥甘草湯方

柴胡八兩　芍藥三兩　枳實四枚（炙）　甘草三兩（炙）

上四味，以水一斗，煮取六升，去滓，再煎取三升，溫服一升，日三服。

風病，胸中痛，脇支滿，膺背肩胛間痛，嗌乾，善噫，咽腫，喉痹，脈浮洪而數，此風邪乘心也，黃連黃芩麥冬桔梗甘草湯主之。

黃連黃芩麥冬桔梗甘草湯方

黃連一兩半　黃芩三兩　麥門冬二兩　桔梗三兩　甘草二兩（炙）

上五味，以水六升，煮取三升，去滓，溫服一升，日三服。

風病，四肢懈惰，體重，不能勝衣，脇下痛引肩背，脈浮而弦澀，此風邪乘脾也，桂枝去桂加茯苓白朮湯主之；若流於腑，則腹滿而脹，不嗜食，枳實厚朴白朮甘草湯主之。

桂枝去桂加茯苓白朮湯方

芍藥三兩　甘草二兩（炙）　茯苓三兩　白朮三兩　生薑三兩（切）　大棗十二枚（擘）

上六味，以水八升，煮取三升，去滓，溫服一升，日三服。

枳實厚朴白朮甘草湯方

枳實四枚（炙）　厚朴二兩（去皮炙）　白朮三兩　甘草一兩（炙）

上四味，以水六升，煮取三升，去滓，溫服一升，日三服。

風病，咳而喘息有音，甚則唾血，嗌乾，肩背痛，脈浮弦而數，此風邪乘肺也，桔梗甘草枳實芍藥湯主之；若流於大腸，則大便燥結，或下血，桔梗甘草枳實芍藥加地黃牡丹湯主之。

桔梗甘草枳實芍藥湯方

桔梗三兩　甘草二兩　枳實四枚　芍藥三兩

上四味，以水六升，煮取三升，去滓，溫服一升，日三服。

桔梗甘草枳實芍藥加地黃牡丹湯方

桔梗三兩　甘草二兩　枳實四枚　芍藥三兩　地黃三兩　牡丹皮二兩

上六味，以水六升，煮取三升，去滓，溫服一升，日三服。

風病，面目浮腫，脊痛不能正立，隱曲不利，甚則骨痿，脈沉而弦，此風邪乘腎也，柴胡桂枝湯主之。

柴胡桂枝湯方

桂枝一兩半　芍藥一兩半　甘草一兩（炙）　柴胡四兩　半夏二合半　人參一兩半　黃芩一兩半　生薑一兩半　大棗六枚（擘）

上九味，以水七升，煮取三升，去滓，溫服一升，日三服。

寒病脈證並治

寒之為病，腎先受之，其客於五臟之間，脈引而痛；若客於八虛之室，則惡血住留，積久不去，變而成著，可不慎歟！

寒病，骨痛，陰痹，腹脹，腰痛，大便難，肩背頸項引痛，脈沉而遲，此寒邪干腎也，桂枝加葛根湯主之；其著也，則兩膕痛，甘草乾薑茯苓白朮湯主之。

桂枝加葛根湯方

桂枝三兩（去皮） **芍藥**三兩 **甘草**二兩（炙） **生薑**三兩（切） **大棗**十二枚（擘） **葛根**四兩

上六味，先以水七升，煮葛根去上沫，納諸藥，煮取三升，去滓，溫服一升，日三服，不須啜粥，餘如桂枝將息及禁忌法。

甘草乾薑茯苓白朮湯方

甘草二兩（炙） **乾薑**四兩 **茯苓**四兩 **白朮**二兩

上四味，以水五升，煮取三升，去滓，溫服一升，日三服。

寒病，兩脇中痛，寒中行善掣節，逆則頭痛，耳聾，脈弦而沉遲，此寒邪乘肝也，小柴胡湯主之；其著也，則兩腋急痛，不能轉側，柴胡黃芩芍藥半夏甘草湯主之。

柴胡黃芩芍藥半夏甘草湯方

柴胡四兩　黃芩三兩　芍藥二兩　甘草二兩（炙）　半夏二兩

上五味，以水五升，煮取三升，去滓，分溫三服。

寒病，胸脇支滿，膺背肩胛間痛，甚則喜悲，時發眩，仆而不知人，此寒邪乘心也，通脈四逆湯主之；其著也，則肘外痛，臂不能伸，甘草瀉心湯主之。

通脈四逆湯方

甘草二兩（炙）　附子大者一枚（生用，破）　乾薑三兩　人參二兩

上四味，以水三升，煮取一升二合，去滓，分溫再服。

甘草瀉心湯方

甘草四兩（炙）　黃芩三兩　乾薑三兩　半夏半升（洗）　人參三兩　黃連一兩　大棗十二枚（擘）

上七味，以水一斗，煮取六升，去滓，再煎取三升，溫服一升，日三服。

寒病，腹滿腸鳴，食不化，飧泄，甚則足痿不收，脈遲而

澀，此寒邪乘脾也，理中湯主之；其著也，則髀樞強痛，不能屈伸，枳實白朮茯苓甘草湯主之。

理中湯方

人參三兩　乾薑三兩　甘草三兩　白朮三兩

上四味，以水八升，煮取三升，去滓，溫服一升，日三服。

枳實白朮茯苓甘草湯方

枳實四枚　白朮三兩　茯苓三兩　甘草一兩（炙）

上四味，以水六升，煮取三升，去滓，分溫三服。

寒病，喘咳，少氣不能報息，口唾涎沫，耳聾，嗌乾，此寒邪乘肺也，故其脈沉而遲，甘草乾薑湯主之；其著也，則肘內痛，轉側不便，枳實橘皮桔梗半夏生薑甘草湯主之。

甘草乾薑湯方

甘草四兩（炙）　乾薑二兩（炮）

上二味，以水三升，煮取一升五合，去滓，分溫再服。

枳實橘皮桔梗半夏生薑甘草湯方

枳實四枚　橘皮二兩　桔梗三兩　半夏半升（洗）　生薑三兩

（切） 甘草二兩（炙）

上六味，以水八升，煮取三升，去滓，溫服一升，日三服。

卷六 辨太陽病脈證並治上

太陽之為病，脈浮，頭項強痛而惡寒。

太陽病，發熱，汗出，惡風，脈緩者，名為中風。

太陽病，或已發熱，或未發熱，必惡寒，體痛，嘔逆，脈陰陽俱緊者，名曰傷寒。

傷寒一日，太陽受之，脈若靜者，為不傳；頗欲吐，若躁煩，脈數急者，此為傳也。

傷寒二三日，陽明、少陽證不見者，此為不傳也。

太陽病，發熱而渴，不惡寒者，為溫病。若發汗已，身灼熱者，名風溫。

風溫為病，脈陰陽俱浮，自汗出，身重，多眠睡，鼻息必鼾，語言難出。若被下者，小便不利，直視，失溲；若被火者，微發黃色，劇則如驚癇，時瘛瘲；若火燻之，一逆尚引日，再逆促命期。

病有發熱惡寒者，發於陽也；無熱惡寒者，發於陰也。發於陽七日癒，發於陰六日癒，以陽數七、陰數六故也。

太陽病，頭痛至七日以上自癒者，以行其經盡故也。若欲作再經者，針足陽明，使經不傳則癒。

太陽病欲解時，從巳至未上。

風家，表解而不了了者，十二日癒。

病人身大熱，反欲得衣者，熱在皮膚，寒在骨髓也。病人身大寒，反不欲近衣者，寒在皮膚，熱在骨髓也。

太陽中風，陽浮而陰弱。陽浮者熱自發，陰弱者汗自出。嗇嗇惡寒，淅淅惡風，翕翕發熱，鼻鳴乾嘔者，桂枝湯主之。

桂枝湯方

桂枝三兩（去皮）　**芍藥**三兩　**甘草**二兩（炙）　**生薑**三兩（切）　**大棗**十二枚（擘）

上五味，㕮咀。以水七升，微火煮取三升，去滓，適寒溫，服一升。服已須臾，啜熱稀粥一升餘，以助藥力，溫覆令一時許，遍身漐漐微似有汗者益佳，不可令如水流漓，病必不除。

若一服汗出病瘥，停後服，不必盡劑；若不汗，更服依前法；又不汗，後服小促其間，半日許，令三服盡；若病重者，一日一夜服，週時觀之。

服一劑盡，病證猶在者，更作服；若汗不出，乃服至二三劑。禁生冷、黏滑、肉麵、五辛、酒酪、臭惡等物。

太陽病，頭痛，發熱，汗出，惡風，桂枝湯主之。

太陽病，項背強几几，反汗出惡風者，桂枝加葛根湯主之。

桂枝加葛根湯方

葛根四兩　**芍藥**二兩　**桂枝**二兩（去皮）　**甘草**二兩（炙）　**生薑**三兩（切）　**大棗**十二枚（擘）

上六味，以水一斗，先煮葛根減二升，去上沫，納諸藥，煮取二升，去滓，溫服一升，覆取微似汗，不須啜粥，餘如桂枝法將息及禁忌。

太陽病，下之後，其氣上衝者，可與桂枝湯。方用前法。若不上衝者，不可與之。

太陽病三日，已發汗，若吐，若下，若溫針，仍不解者，此為壞病，桂枝湯不可與也。觀其脈證，知犯何逆，隨證治之。

桂枝湯本為解肌，若其人脈浮緊，發熱汗不出者，不可與也。常須識此，勿令誤也。

若酒客病，亦不可與桂枝湯，得之必嘔，以酒客不喜甘故也。

喘家作，桂枝湯加厚朴杏子與之佳。

凡服桂枝湯吐者，其後必吐膿血也。

太陽病，發汗，遂漏不止，其人惡風，小便難，四肢微急，難以屈伸者，桂枝加附子湯主之。

桂枝加附子湯方

桂枝三兩（去皮） **芍藥**三兩 **甘草**二兩（炙） **生薑**三兩（切） **大棗**十二枚（擘） **附子**一枚（炮，去皮，破八片）

上六味，以水七升，煮取三升，去滓，溫服一升，日三服。將息如桂枝湯法。

太陽病，下之後，脈促，胸滿者，桂枝去芍藥湯主之。

桂枝去芍藥湯方（即桂枝湯原方去芍藥）

上四味，以水七升，煮取三升，去滓，溫服一升，日三服。將息如桂枝湯法。

太陽病，下之後，其人惡寒者，桂枝去芍藥加附子湯主之。

桂枝去芍藥加附子湯方

桂枝三兩　**甘草**二兩（炙）　**生薑**三兩（切）　**大棗**十二枚（擘）　**附子**一枚（炮，去皮，破八片）

上五味，以水七升，煮取三升，去滓，溫服一升，日三服，將息如桂枝湯法。

太陽病，得之八九日，如瘧狀，發熱惡寒，熱多寒少，其人不嘔，清便欲自可，一日二三度發，脈微緩者，為欲癒也。脈微而惡寒者，此陰陽俱虛，不可更發汗、更吐、更下也。面色反有熱色者，未欲解也，以其不能得小汗出，身必癢，宜桂枝麻黃各半湯。

桂枝麻黃各半湯方（麻黃湯見後卷）

即桂枝湯三合，麻黃湯三合，併為六合，頓服之，將息如桂枝湯法。

太陽病，初服桂枝湯，反煩不解者，先刺風府、風池，却與桂枝湯。

太陽病，服桂枝湯後，大汗出，脈洪大者，與白虎湯；若形似瘧，一日再發者，宜桂枝二麻黃一湯。

白虎湯方

知母六兩　**石膏**一斤（碎，綿裹）　**甘草**二兩（炙）　**粳米**六合

上四味，以水一斗，煮米熟湯成，去滓，溫服一升，日三服。

桂枝二麻黃一湯方

即桂枝湯二升，麻黃湯一升，合為三升，每服一升，日三服，將息如桂枝湯法。

太陽病，服桂枝湯後，大汗出，大煩渴，脈洪大者，白虎加人參湯主之。

白虎加人參湯方

即白虎湯加人參三兩。

太陽病，發熱惡寒，熱多寒少，脈微弱者，此無陽也，不可發汗，脈浮大者，宜桂枝二越婢一湯方。

桂枝二越婢一湯方

桂枝（去皮）　**芍藥**　**麻黃**　**甘草**各十八銖（炙）　**大棗**四枚（擘）　**生薑**一兩二銖（切）　**石膏**二十四銖（碎，綿裹）

上七味，以水八升，煮取三升，去滓，溫服一升，日三服。

太陽病，服桂枝湯，或下之，仍頭項強痛，翕翕發熱，無汗，心下滿，微痛，小便不利者，桂枝去桂加茯苓白朮湯主之。

桂枝去桂加茯苓白朮湯方

芍藥三兩　**甘草**二兩（炙）　**生薑**三兩（切）　**大棗**十二枚（擘）　**茯苓**三兩　**白朮**三兩

上六味，以水八升，煮取三升，去滓，溫服一升，日三服。

傷寒脈浮，自汗出，小便數，心煩，微惡寒，腳攣急，反與桂枝湯欲攻其表，此誤也。得之便厥，咽中乾，煩躁，吐逆者，作甘草乾薑湯與之，以復其陽。

若厥癒足溫者，更作芍藥甘草湯與之，其腳即伸。

若胃氣不和，譫語者，少與調胃承氣湯。

若重發汗，復加燒針者，四逆湯主之。

甘草乾薑湯方

甘草四兩（炙）　乾薑二兩（炮）

上二味，以水三升，煮取一升五合，去滓，分溫再服。

芍藥甘草湯方

芍藥四兩　甘草四兩（炙）

上二味，以水三升，煮取一升五合，去滓，分溫再服。

調胃承氣湯方

甘草二兩（炙）　芒硝半斤　大黃四兩（酒洗）

上三味，以水三升，煮二物，取一升，去滓，納芒硝，更上微火一兩沸，頓服之。

四逆湯方

人參二兩　甘草二兩（炙）　乾薑一兩半　附子一枚（炮，去皮，破八片）

上四味，以水三升，煮取一升二合，去滓，分溫再服，強人可大附子一枚，乾薑三兩。

問曰：太陽病，其證備，按桂枝法治之而增劇，厥逆，咽中乾，煩躁，吐逆，讝語，其故何也？

師曰：此陽旦證，不可攻也。寸口脈浮，浮為風，亦為虛，風則生熱，虛則攣急。誤攻其表則汗出亡陽，汗多則液枯，液枯則筋攣，陽明內結則煩躁譫語，用甘草乾薑以復其陽，甘草芍藥以救液，調胃承氣以止其譫語，此壞病之治，必隨脈證也。

陽旦證，發熱不潮，汗出，咽乾，昏睡不安，夜半反靜者，宜地黃半夏牡蠣酸棗仁湯主之；若口渴，煩躁，小便赤，譫語者，竹葉石膏黃芩澤瀉半夏甘草湯主之。

地黃半夏牡蠣酸棗仁湯方

地黃六兩　半夏半升　牡蠣二兩　酸棗仁三兩

上四味，以水四升，煮取二升，去滓，分溫再服。

竹葉石膏黃芩澤瀉半夏甘草湯方

竹葉兩把　石膏半斤（碎，綿裹）　黃芩三兩　澤瀉二兩　半夏半升　甘草二兩

上六味，以水五升，煮取三升，去滓，溫服一升，日三服。

卷七 辨太陽病脈證並治中

太陽病，項背強几几，無汗，惡風者，葛根湯主之。

葛根湯方

葛根四兩　**麻黃**三兩（去節）　**桂枝**三兩（去皮）　**芍藥**二兩　**甘草**二兩（炙）　**生薑**三兩（切）　**大棗**十二枚（擘）

上七味，以水一斗，先煮麻黃、葛根，減二升，去上沫，納諸藥，煮取三升，去滓，溫服一升，覆取微似汗，餘如桂枝法將息及禁忌，諸湯皆仿此。

太陽與陽明合病者，必自下利，葛根湯主之。若不下利，但嘔者，葛根加半夏湯主之。

葛根加半夏湯方

葛根四兩　**麻黃**三兩（去節）　**桂枝**二兩（去皮）　**芍藥**二兩　**甘草**二兩（炙）　**生薑**二兩（切）　**大棗**十二枚（擘）　**半夏**半升（洗）

上八味，以水一斗，先煮葛根、麻黃，減二升，去上沫，納諸藥，煮取三升，去滓，溫服一升，覆取微似汗。

太陽病，桂枝證，醫反下之，利遂不止，脈促者，熱未解也。喘而汗出者，葛根黃連黃芩甘草湯主之。

葛根黃連黃芩甘草湯方

葛根半斤　**黃連**三兩　**黃芩**三兩　**甘草**二兩（炙）

上四味，以水八升，先煮葛根，減二升，去上沫，納諸藥，煮取二升，去滓，分溫再服。

太陽病，頭痛發熱，身疼，腰痛，骨節疼痛，惡風，無汗而喘者，麻黃湯主之。

麻黃湯方

麻黃三兩（去節）　**桂枝**二兩（去皮）　**甘草**一兩（炙）　**杏仁**七十個（去皮尖）

上四味，以水九升，先煮麻黃減二升，去上沫，納諸藥，煮取二升半，去滓，溫服八合，覆取微似汗，不須啜粥。餘如桂枝法將息。

太陽與陽明合病，喘而胸滿者，不可下，宜麻黃湯。

太陽病，十日已去，脈浮細而嗜臥者，外已解也；設胸滿、脇痛，與小柴胡湯；脈但浮者，與麻黃湯。

小柴胡湯方

柴胡半斤　**黃芩**三兩　**人參**三兩　**甘草**三兩（炙）　**生薑**三兩（切）　**大棗**十二枚（擘）　**半夏**半升（洗）

上七味，以水一斗二升，煮取六升，去滓，再煮取三升，溫服一升，日三服。

太陽傷寒，脈浮緊，發熱，惡寒，身疼痛，不汗出而煩躁者，大青龍湯主之。若脈微弱，汗出，惡風者，不可服之。服之則厥逆，筋惕肉瞤，此為逆也。

大青龍湯方

麻黃六兩（去節）　**桂枝**二兩（去皮）　**甘草**二兩（炙）　**杏仁**四十枚（去皮尖）　**生薑**三兩（切）　**大棗**十二枚（擘）　**石膏**如雞子黃大（碎）

上七味，以水九升，先煮麻黃，減二升，去上沫，納諸藥，煮取三升，去滓，溫服一升，取微似汗，汗多者，溫粉粉之。一服汗出停後服。若復服，汗多亡陽遂虛，惡風煩躁，不得眠也。

太陽中風，脈浮緩，身不疼但重，乍有輕時，無少陰證者，大青龍湯發之。

傷寒表不解，心下有水氣，乾嘔發熱而咳，或渴，或利，或噎，或小便不利、少腹滿，或喘者，小青龍湯主之。

小青龍湯方

麻黃三兩（去節） 芍藥三兩 細辛三兩 桂枝三兩 乾薑三兩 甘草三兩 五味子半升 半夏半升（洗）

上八味，以水一斗，先煮麻黃，減二升，去上沫，納諸藥，煮取三升，去滓，溫服一升。日三服。

若渴去半夏，加栝蔞根三兩；若微利，若噎者，去麻黃，加附子一枚；若小便不利，少腹滿者，去麻黃，加茯苓四兩；若喘者，加杏仁半升（去皮尖）。

傷寒，心下有水氣，咳而微喘，發熱不渴。服湯已渴者，此寒去欲解也。小青龍湯主之。

太陽病，外證未解，脈浮弱者，當以汗解，宜桂枝湯。

太陽病，下之微喘者，表未解故也。桂枝加厚朴杏子湯主之。

桂枝加厚朴杏子湯方

桂枝三兩 芍藥三兩 甘草二兩（炙） 生薑三兩（切） 大棗十二枚（擘） 厚朴二兩 杏仁五十枚（去皮尖）

上七味，以水七升，微火煮取三升，去滓，溫服一升，覆取微似汗。

太陽病，外證未解，不可下也，下之為逆。欲解外者，宜桂枝湯。

太陽病，先發汗不解，而復下之，脈浮者不癒。浮為在外，而反下之，故令不癒。今脈浮，故知在外，當須解外則癒，宜桂枝湯。

太陽病，脈浮緊，無汗，發熱，身疼痛，八九日不解，表證仍在，此當發其汗。服藥已，微除，其人發煩目瞑。劇者必衄，衄乃解，所以然者，陽氣重故也。麻黃湯主之。

太陽病，脈浮緊，發熱，身無汗，自衄者癒。

二陽並病，太陽初得病時，發其汗，汗先出不徹，因轉屬陽明，續自微汗出，不惡寒。若太陽病證不罷者，不可下，下之為逆，如此可小發其汗。

設面色緣緣正赤者，陽氣怫鬱在表也，當解之、薰之。若發汗不徹，徹不足言，陽氣怫鬱不得越，當汗之不汗，則其人煩躁，不知痛處，乍在腹中，乍在四肢，按之不可得，更發汗則癒。若其人短氣，但坐者，以汗出不徹故也，何以知汗出不徹？以脈澀故知之也。

脈浮緊者，法當汗出而解。若身重心悸者，不可發汗，須自汗出乃癒。所以然者，尺中脈微，此裡虛也，須裡實、津液自和，便自汗出癒。

脈浮緊者，法當身疼痛，宜以汗解之。假令尺中遲者，不可發汗。所以然者，以榮氣不足，血弱故也。

脈浮者，病在表，可發汗，宜麻黃湯。

脈浮而緊者，可發汗，宜麻黃湯。

病人常自汗出者，此為營氣和，衛氣不諧也，所以然者，營行脈中，衛行脈外，衛氣不共營氣和諧故也。復發其汗則癒，宜桂枝湯。

病人臟無他病，時發熱，自汗出而不癒者，此衛氣不和也。先其時發汗則癒，宜桂枝湯。

傷寒，脈浮緊，不發汗，因致衄者，麻黃湯主之。

傷寒，不大便六七日，頭痛有熱者，與承氣湯。其小便清者，知不在裡，仍在表也，當須發汗，宜桂枝湯。

傷寒，發汗已解，半日許復煩，脈浮緊者，可更發汗，宜桂枝湯。

凡病若發汗、若吐、若下、若亡血、亡津液，陰陽自和者，必自癒。

大汗之後，復下之，小便不利者，亡津液故也，勿治之，久久小便必自利。

大下之後，復發汗，其人必振寒，脈微細。所以然者，內外俱虛故也。

下之後，復發汗，晝日煩躁，不得眠，夜而安靜，不嘔不渴，無表證，脈沉而微，身無大熱者，乾薑附子湯主之。

乾薑附子湯方

乾薑一兩（炮）　**附子**一枚（破八片，炮）

上二味，以水三升，煮取一升，去滓，頓服。

發汗後，身疼痛，脈沉遲者，桂枝去芍藥加人參生薑湯主之。

桂枝去芍藥加人參生薑湯方

桂枝三兩（去皮）　**甘草**二兩（炙）　**大棗**十二枚（擘）　**人參**三兩　**生薑**四兩（切）

上五味，以水一斗二升，煮取三升，去滓，溫服一升，日三服。

發汗若下後，不可更行桂枝湯。汗出而喘，無大熱者，可與麻黃杏仁甘草石膏湯。

麻黃杏仁甘草石膏湯方

麻黃四兩（去節）　**杏仁**五十個（去皮尖）　**甘草**二兩（炙）　**石膏**半斤（碎，綿裹）

上四味，以水七升，先煮麻黃，減二升，去上沫，納諸藥，煮取二升，去滓，溫服一升，日再服。

發汗過多，其人叉手自冒心，心下悸欲得按者，桂枝甘草湯主之。

桂枝甘草湯方

桂枝四兩（去皮）　**甘草**二兩（炙）

上二味，以水三升，煮取一升，去滓，頓服。

發汗後，其人臍下悸者，欲作奔豚也，茯苓桂枝甘草大棗湯主之。

茯苓桂枝甘草大棗湯方

茯苓半斤　**桂枝**四兩　**甘草**二兩（炙）　**大棗**十五枚（擘）

上四味，以甘瀾水一斗，先煮茯苓減二升，納諸藥，煮取三升，去滓，溫服一升，日三服。

作甘瀾水法，取水二斗，置大盆內，以杓揚之，水上有珠子五六千顆相逐，取用之。

奔豚病，從少腹上衝咽喉，發作欲死，復還止者，皆從驚恐得之。

奔豚，氣上衝胸，腹痛，往來寒熱，奔豚湯主之。

奔豚湯方

甘草二兩（炙）　**芎藭**二兩　**當歸**二兩　**黄芩**二兩　**芍藥**二兩　**半夏**四兩　**生薑**四兩　**葛根**五兩　**桂枝**三兩

上九味，以水二斗，煮取五升，溫服一升，日三服，夜二服。

發汗後，腹脹滿者，厚朴生薑半夏甘草人參湯主之。

厚朴生薑半夏甘草人參湯方

厚朴半斤（炙，去皮）　**生薑**半斤（切）　**半夏**半斤（洗）　**甘草**二兩（炙）　**人參**一兩

上五味，以水一斗，煮取三升，去滓，溫服一升，日三服。

傷寒，若吐、若下後，心下逆滿，氣上衝胸，起則頭眩，脈沉緊，發汗則動經，身為振振搖者，茯苓桂枝白朮甘草湯主之。

茯苓桂枝白朮甘草湯方

茯苓四兩　桂枝三兩　白朮二兩　甘草二兩（炙）

上四味，以水六升，煮取三升，去滓，分溫三服。

發汗，病不解，反惡寒者，虛故也，芍藥甘草附子湯主之。

芍藥甘草附子湯方

芍藥三兩　甘草三兩（炙）　附子一枚（炮，去皮，破八片）

上三味，以水五升，煮取一升五合，去滓，分溫三服。

發汗若下之，病仍不解，煩躁者，茯苓四逆湯主之。

茯苓四逆湯方

茯苓四兩　人參二兩　附子一枚（生用，去皮，破八片）　甘草二兩（炙）　乾薑一兩半

上五味，以水五升，煮取三升，去滓，溫服七合，日三服。

發汗後，惡寒者，虛故也；不惡寒，但熱者，實也。當和胃氣，與調胃承氣湯。

太陽病，發汗後，大汗出，胃中乾，煩躁不得眠，欲得飲水，少少與之，令胃氣和則癒。若脈浮，小便不利，微熱消渴

者，五苓散主之。

五苓散方

豬苓十八銖（去皮） 澤瀉一兩六銖 白朮十八銖 茯苓十八銖 桂枝半兩

上五味搗為散，以白飲和服方寸匕，日三服，多飲暖水，汗出癒，如法將息。

太陽病，發汗已，脈浮弦，煩渴者，五苓散主之。

傷寒汗出而渴，小便不利者，五苓散主之。不渴者，茯苓甘草湯主之。

茯苓甘草湯方

茯苓二兩 桂枝二兩 甘草一兩（炙） 生薑三兩（切）

上四味，以水四升，煮取二升，去滓，分溫三服。

中風發熱，六七日不解而煩，有表裡證，渴欲飲水，水入則吐者，名曰水逆。五苓散主之。

未持脈時，病人叉手自冒心，師因試教令咳而不咳者，此必兩耳聾無所聞也。所以然者，以重發汗，虛故也。

發汗後，飲水多，必喘，以水灌之，亦喘。

發汗後，水藥不得入口為逆。若更發汗，必吐下不止。

發汗後及吐下後，虛煩不得眠；若劇者，必反覆顛倒，心中懊憹，梔子乾薑湯主之。若少氣者，梔子甘草豉湯主之。若嘔者，梔子生薑豉湯主之。

梔子乾薑湯方

梔子十四枚（擘）　**生薑**二兩（切）

上二味，以水三升半，煮取一升半，去滓，分溫二服，進一服得吐者止後服。

梔子甘草豉湯方

梔子十四枚（擘）　**甘草**二兩（炙）　**香豉**四合（綿裹）

上三味，以水四升，先煮梔子、甘草取二升半，納豉煮取一升半，去滓，分溫二服，得吐者止後服。

梔子生薑豉湯方

梔子十四枚（擘）　**生薑**五兩　**香豉**四合（綿裹）

上三味，以水四升，先煮梔子、生薑，取二升半，納豉煮取一升半，去滓，分溫二服，得吐者止後服。

發汗，若下之，而煩熱、胸中窒者，梔子豉湯主之。

梔子豉湯方

梔子十四枚（擘）　**香豉**四合（綿裹）

上二味，以水四升，先煮梔子，取二升半，納豉煮取一升半，去滓，分溫二服，得吐者止後服。

傷寒五六日，大下之後，身熱不去，心中結痛者，未欲解也，梔子豉湯主之。

傷寒下後，心煩、腹滿、臥起不安者，梔子厚朴枳實湯主之。

梔子厚朴枳實湯方

梔子十四枚（擘） **厚朴**四兩（炙去皮） **枳實**四枚（水浸，炙令黃）

上三味，以水三升半，煮取一升半，去滓，分溫二服，進一服，得吐者止後服。

傷寒，醫以丸藥大下之，身熱不去，微煩者，梔子乾薑湯主之。

凡用梔子湯，若病人大便舊微溏者，不可與之。

太陽病發汗，汗出不解，其人仍發熱，心下悸，頭眩，身瞤動，振振欲擗（ㄆㄧˋ，撫心）地者，真武湯主之。

真武湯方

茯苓三兩 **芍藥**三兩 **生薑**三兩（切） **白朮**二兩 **附子**一枚（炮，去皮，破八片）

上五味，以水八升，煮取三升，去滓，溫服七合，日三服。

咽喉乾燥者，不可發汗。淋家不可發汗，發汗必便血。瘡家雖身疼痛，不可發汗，汗出則痙。衄家不可發汗，汗出必額上陷，脈急緊，直視不能眴（ㄒㄩㄢˋ，眼睛轉動），不得眠。亡血家，不可發汗，發汗則寒慄而振。

汗家重發汗，必恍惚心亂，小便已陰痛，與禹餘糧丸。

禹餘糧丸方

禹餘糧四兩　人參三兩　附子二枚　五味子三合　茯苓三兩　乾薑三兩

上六味，蜜為丸，如梧子大，每服二十丸。

病人有寒，復發汗，胃中冷，必吐逆。

傷寒未發汗，而復下之，此為逆也；若先發汗，治不為逆。本先下之，而反汗之為逆；若先下之，治不為逆。

傷寒醫下之，續得下利清穀不止，身疼痛者，急當救裡；後身疼痛，清便自調者，急當救表。救裡宜四逆湯，救表宜桂枝湯。

太陽病，先下之而不癒，因復發汗，以此表裡俱虛，其人因致冒，冒家汗自出癒，所以然者，表和故也，裡未和然後復下之。

太陽病未解，脈陰陽俱微者，必先振慄，汗出而解。但陽脈微者，先汗出而解；若陰脈實者，下之而解。若欲下之，宜調胃承氣湯。

太陽病，發熱汗出者，此為榮弱衛強，故使出汗，欲救邪風者，宜桂枝湯。

傷寒五六日，中風，往來寒熱，胸脇苦滿，嘿嘿不欲食飲，心煩喜嘔，或胸中煩而不嘔，或渴，或腹中痛，或脇下痞硬，或心下悸，小便不利，或不渴，身有微熱而咳者，小柴胡湯主之。

小柴胡湯方

柴胡半斤　**黄芩**三兩　**人參**三兩　**半夏**半升（洗）　**甘草**三兩（炙）　**生薑**三兩（切）　**大棗**十二枚（擘）

上七味，以水一斗二升，煮取六升，去滓，再煎，取三升，溫服一升，日三服。

若胸中煩而不嘔者，去半夏、人參，加栝蔞實一枚。

若渴，去半夏，加人參合前成四兩半，栝蔞根四兩。

若腹中痛者，去黄芩，加芍藥三兩。

若脇下痞硬，去大棗，加牡蠣四兩。

若心下悸，小便不利者，去黄芩，加茯苓四兩。

若不渴，外有微熱者，去人參，加桂枝三兩，溫覆微汗癒。

若咳者，去人參、大棗、生薑，加五味子半升、乾薑二兩。

血弱氣虛，腠理開，邪氣因入，與正氣相搏，結於脇下，正邪紛爭，往來寒熱，休作有時，嘿嘿不欲飲食。臟腑相連，其痛必下，邪高痛下，故使嘔也。小柴胡湯主之。服柴胡湯已，渴者，屬陽明也，以法治之。

太陽病六七日，脈遲浮弱，惡風寒，手足溫，醫二三下之，不能食，脇下滿痛，面目及身黃，頸項強，小便難者，與柴胡湯。後必下重，本渴而飲水嘔者，柴胡不中與也。食穀者噦。

傷寒四五日，身熱惡風，頸項強，脇下滿，手足溫而渴者，小柴胡湯主之。

傷寒，陽脈澀，陰脈弦，法當腹中急痛，先與小建中湯；不瘥者，與小柴胡湯。

小建中湯方

桂枝三兩　**芍藥**六兩　**甘草**二兩（切）　**生薑**三兩（切）　**大棗**十二枚（擘）　**膠飴**一升

上六味，以水七升，先煮五味，取三升，去滓，納飴，更上微火消解，溫服一升，日三服。嘔家不可用，以甜故也。

傷寒與中風，有柴胡證，但見一證便是，不必悉具。

凡柴胡湯病證而誤下之，若柴胡證不罷者，復與柴胡湯，必蒸蒸而振，却復發熱汗出而解。

傷寒二三日，心中悸而煩者，小建中湯主之。

太陽病，過經十餘日，反二三下之，後四五日，柴胡證仍在者，先與小柴胡。嘔不止，心下急，鬱鬱微煩者，為未解也，與大柴胡湯，下之則癒。

大柴胡湯方

柴胡半斤　**黄芩**三兩　**芍藥**三兩　**半夏**半升（洗）　**生薑**五兩（切）　**枳實**四枚（炙）　**大棗**十二枚（擘）　**大黃**二兩

上八味，以水一斗二升，煮取六升，去滓，再煎，溫服二升，日三服。

傷寒十三日不解，胸脇滿而嘔，日晡所發潮熱，已而微利。此本柴胡證，下之以不得利，今反利者，知醫以丸藥下之，非其治也。潮熱者，實也；宜先服小柴胡湯以解外，後以柴胡加芒硝湯主之。

柴胡加芒硝湯方

柴胡二兩十六銖　黃芩一兩　人參一兩　甘草一兩（炙）　生薑一兩（切）　芒硝二兩　大棗四枚　半夏二十銖

上八味，以水四升，煮取二升，去滓，納芒硝，更煮微沸，分溫再服，不解更作。

傷寒十三日，過經譫語者，以有熱也，當以湯下之。若小便利者，大便當硬，而反下利，知醫以丸藥下之，非其治也。若自下利者，脈當微厥，今反和者，此為內實也，調胃承氣湯主之。

太陽病不解，熱結膀胱，其人如狂，血自下，下者癒。其外不解者，尚未可攻，當先解外。外解已，但少腹急結者，乃可攻之，宜桃核承氣湯。

桃核承氣湯方

桃仁五十個（去皮尖）　大黃四兩　桂枝二兩　甘草二兩（炙）　芒硝二兩

上五味，以水七升，煮四味，取二升，去滓，納芒硝，更上火微沸。下火，先食，溫服五合，日三服，當微利。

傷寒八九日，下之，胸滿煩驚，小便不利，譫語，一身盡重，不可轉側，柴胡加龍骨牡蠣湯主之。

柴胡加龍骨牡蠣湯方

柴胡四兩　龍骨一兩半　黃芩一兩半　生薑一兩半　人參一兩半　桂枝一兩半　茯苓一兩半　半夏二合半　大黃二兩　牡蠣一兩半　大棗六枚（擘）　鉛丹一兩半

上十二味，以水八升，煮取四升，納大黃，切如棋子，更煮一二沸，溫服一升，日三服，夜一服。

傷寒，腹滿，譫語，寸口脈浮而緊，關上弦者，此肝乘脾也，名曰縱，刺期門。

傷寒發熱，嗇嗇惡寒，大渴，欲飲水，其腹必滿，自汗出，小便不利，寸口脈浮而澀，關上弦急者，此肝乘肺也，名曰橫，刺期門。

太陽病二日，煩躁，反熨其背，而大汗出，火熱入胃，胃中水竭，躁煩，必發譫語，十餘日，振慄，自下利者，此為欲解也。若其汗從腰以下不得汗，欲小便不得，反嘔，欲失溲，足下惡風，大便硬，小便當數，而反不數又不多，大便已，頭卓然而痛，其人足心必熱，穀氣下流故也。

太陽病中風，以火劫發汗，邪風被火熱，血氣流溢，失其常度，兩陽相薰灼，其身發黃。陽盛則欲衄，陰虛小便難，陰陽俱虛竭，身體則枯燥。但頭汗出，齊頸而還，腹滿微喘，口乾咽爛，或不大便，久則譫語，甚者至噦，手足躁擾，捻衣摸床，小便利者，其人可治。宜人參地黃龍骨牡蠣茯苓湯主之。

人參地黃龍骨牡蠣茯苓湯方

人參三兩　地黃半斤　龍骨三兩　牡蠣四兩　茯苓四兩

上五味，以水一斗，煮取三升，分溫三服。

傷寒脈浮，醫以火迫劫之，亡陽，必驚狂，臥起不安者，桂枝去芍藥加牡蠣龍骨救逆湯主之。

桂枝去芍藥加牡蠣龍骨救逆湯方

桂枝三兩　甘草二兩（炙）　生薑三兩（切）　大棗十二枚（擘）　牡蠣五兩（熬）　龍骨四兩

上六味，以水一斗二升，煮取三升，去滓，溫服一升，日三服。

形似傷寒，其脈不弦緊而弱。弱者必渴，被火必譫語。弱而發熱，脈浮者，解之，當汗出癒。

太陽病，以火燻之，不得汗，其人必躁，到經不解，必清血，名為火邪。

脈浮熱甚，反以火灸之，此為實。實以虛治，因火而動，必咽燥唾血。

微數之脈，慎不可灸，因火為邪，則為煩逆，追虛逐實，血散脈中，火氣雖微，內攻有力，焦骨傷筋，血難復也。

脈浮，宜以汗解，用火灸之，邪無從出，因火而盛，病從腰以下必重而痹，名火逆也。欲自解者，必當先煩，煩乃有汗而解。何以知之？脈浮故也。

燒針令其汗，針處被寒，核起而赤者，必發奔豚。氣從少腹上衝心者，灸其核上各一壯，與桂枝加桂湯。

桂枝加桂湯方

桂枝五兩　芍藥三兩　生薑三兩（切）　甘草二兩（炙）　大棗十二枚（擘）

上五味，以水七升，煮取三升，去滓，溫服一升，日三服。

火逆，下之，因燒針煩躁者，桂枝甘草龍骨牡蠣湯主之。

桂枝甘草龍骨牡蠣湯方

桂枝一兩　甘草二兩（炙）　龍骨二兩　牡蠣二兩（熬）

上四味，以水五升，煮取三升，去滓，溫服一升，日三服。甚者加人參三兩。

太陽傷寒者，加溫針，必驚也。

太陽病，當惡寒發熱，今自汗出，反不惡寒發熱，關上脈細數者，以醫吐之過也。

一二日吐之者，腹中飢，口不能食；三四日吐之者，不喜糜粥，欲食冷食，朝食暮吐，此為小逆；若不惡寒，又不欲近衣者，此為內煩；皆醫吐之所致也。

病人脈數，數為熱，當消穀，今引食而反吐者，此以發汗令陽氣微，膈氣虛，脈乃數也。數為客熱，故不能消穀，以胃中虛冷，故吐也。

太陽病，過經十餘日，心中溫溫欲吐，胸中痛，大便反溏，腹微滿，鬱鬱微煩。先其時，自極吐下者，與調胃承氣湯。若不爾者，不可與之。若但欲嘔，胸中痛，微溏者，此非柴胡證，所以然者，以嘔故知極吐下也。

太陽病六七日，表證仍在，脈微而沉，反不結胸，其人發狂者，以熱在下焦，少腹當硬滿，小便自利者，下血乃癒，所以然者，以太陽隨經，瘀熱在裡故也。抵當湯主之。

抵當湯方

水蛭三十個（熬）　**虻蟲**三十個（去翅足，熬）　**桃仁**二十個（去皮尖）　**大黃**三兩（酒洗）

上四味，以水五升，煮取三升，去滓，溫服一升，不下更服。

太陽病，身黃脈沉結，少腹硬，小便不利者，為無血也；小便自利，其人如狂者，血證諦也，抵當湯主之。

傷寒有熱，小腹滿，應小便不利；今反利者，為有血也，當下之，不可餘藥，宜抵當丸。

抵當丸方

水蛭二十個（熬）　**虻蟲**二十個（去翅足，熬）　**桃仁**二十五個（去皮尖）　**大黃**三兩（酒洗）

上四味，搗分四丸，以水一升，煮一丸，取七合，服之。

晬時，當下血。若不下者，更服。

太陽病，小便利者，以飲水多，必心下悸。小便少者，必苦裡急也。

卷八

辨太陽病脈證並治下

問曰：病有臟結、有結胸，其狀何如？

師曰：寸脈浮，關脈小細沉緊者，名曰臟結也。按之痛，寸脈浮，關脈沉，名曰結胸也。

何謂臟結？

師曰：臟結者，五臟各具，寒熱攸分，宜求血分，雖有氣結，皆血為之。假令肝臟結，則兩脇痛而嘔，脈沉弦而結者，宜吳茱萸湯。若發熱不嘔者，此為實，脈當沉弦而急，桂枝當歸牡丹桃仁枳實湯主之。

吳茱萸湯方

吳茱萸一升　人參三兩　生薑六兩　大棗十二枚（擘）

上四味，以水七升，煮取二升，去滓，溫服七合，日三服。

桂枝當歸牡丹桃仁枳實湯方

桂枝三兩（去皮）　當歸二兩　牡丹皮三兩　桃仁二十枚（去皮尖）　枳實二兩

上五味，以水八升，煮取三升，去滓，溫服一升，日三服。

心臟結，則心中痛，或在心下鬱鬱不樂，脈大而澀，連翹阿膠半夏赤小豆湯主之。

若心中熱痛而煩，脈大而弦急者，此為實也，黃連阿膠半夏桃仁茯苓湯主之。

連翹阿膠半夏赤小豆湯方

連翹二兩　**阿膠**一兩半　**半夏**半升（洗）　**赤小豆**三兩

上四味，以水四升，先煮三物，取二升，去滓，納膠烊消，溫服一升，日再服。

黃連阿膠半夏桃仁茯苓湯

黃連三兩　**阿膠**二兩　**半夏**半升（洗）　**桃仁**二十枚（去皮尖）　**茯苓**三兩

上五味，以水五升，先煮四味，取二升，去滓，納膠烊消，溫服一升，日再服。

肺臟結，胸中閉塞，喘，咳，善悲，脈短而澀，百合貝母茯苓桔梗湯主之。若咳而唾血，胸中痛，此為實，葶藶栝蔞桔梗牡丹湯主之。

百合貝母茯苓桔梗湯方

百合七枚（洗，去沫） 貝母三兩 茯苓三兩 桔梗二兩

上四味，以水七升，煮取三升，去滓，溫服一升，日三服。

葶藶栝蔞桔梗牡丹湯方

葶藶三兩（熬） 栝蔞實大者一枚（搗） 桔梗三兩 牡丹皮二兩

上四味，以水六升，煮取三升，去滓，溫服一升，日三服。

脾臟結，腹中滿痛，按之如覆杯，甚則腹大而堅，脈沉而緊，白朮枳實桃仁乾薑湯主之。若腹中脹痛，不可按，大便初溏後硬，轉矢氣者，此為實，大黃厚朴枳實半夏甘草湯主之。

白朮枳實桃仁乾薑湯方

白朮二兩 枳實二兩 桃仁二十枚（去皮尖） 乾薑一兩

上四味，以水五升，煮取二升，去滓，分溫再服。

大黃厚朴枳實半夏甘草湯方

大黃三兩 厚朴三兩 枳實三兩 半夏一升 甘草一兩（炙）

上五味，以水六升，煮取三升，去滓，溫服一升，日

三服。

腎臟結，少腹硬，隱隱痛，按之如有核，小便乍清乍濁，脈沉細而結，宜茯苓桂枝甘草大棗湯。若小腹急痛，小便赤數者，此為實，宜桂枝茯苓枳實芍藥甘草湯。

茯苓桂枝甘草大棗湯方

茯苓半斤　桂枝四兩　甘草二兩（炙）　大棗十五枚（擘）

上四味，以甘瀾水一斗，先煮茯苓減二升，納諸藥，煮取三升，去滓，溫服一升，日三服。

桂枝茯苓枳實芍藥甘草湯方

桂枝三兩（去皮）　茯苓二兩　枳實二兩　芍藥三兩　甘草一兩（炙）

上五味，以水六升，煮取三升，去滓，溫服一升，日三服。

臟結，無陽證，不往來寒熱，其人反靜，舌上苔滑者，不可攻也。飲食如故，時時下利，舌上白苔滑者，為難治。

何謂結胸？

師曰：病發於陽而反下之，熱入於裡，因作結胸。病發於陰，而早下之，因作痞。所以成結胸者，誤下故也。

結胸病，頭項強，如柔痙狀者，下之則和，宜大陷胸丸。

大陷胸丸方

大黃半斤　**葶藶**半斤（熬）　**芒硝**半斤　**杏仁**半升（去皮尖，熬）

上四味，擣篩二味，納杏仁、芒硝，合研如脂，和散，取如彈丸一枚，別擣甘遂末一方寸匕，白蜜二合，水二升，煮取一升，去滓，溫頓服之，一宿乃下，如不下，更服，取下為度，禁忌如藥法。

結胸證，其脈浮大者，不可下，下之則死。

結胸證悉具，煩躁者，亦死。

太陽病，脈浮而動數，浮則為風，數則為熱，動則為痛，頭痛發熱，微盜汗出，而反惡寒者，表未解也，醫反下之，動數變遲，膈內拒痛，胃中空虛，客氣動膈，短氣，躁煩，心中懊憹，陽氣內陷，心下因硬，則為結胸，大陷胸湯主之。

若不結胸，但頭汗出，餘處無汗，齊頸而還，小便不利，身必發黃，五苓散主之。

大陷胸湯方

大黃六兩　**芒硝**一升　**甘遂**一錢（匕）

上三味，以水六升，先煮大黃，取二升，去滓，納芒硝，煮二沸，納甘遂末，溫服一升，得快利，止後服。

五苓散方

豬苓十八銖（去皮）　**白朮**十八銖　**澤瀉**一兩六銖　**茯苓**十八銖　**桂**

枝半兩（去皮）

上五味，為散，更於臼中杵之，白飲和方寸匕服之，日三服，多飲暖水，汗出癒，發黃者，加茵陳蒿十分。

傷寒六七日，結胸熱實，脈沉緊而實，心下痛，按之石硬者，大陷胸湯主之。

傷寒十餘日，熱結在裡，復往來寒熱者，與大柴胡湯。但結胸無大熱者，此為水結在胸脇也，但頭微汗出者，大陷胸湯主之。

大柴胡湯方

柴胡半斤　枳實四枚（炙）　生薑五兩（切）　黃芩三兩　芍藥三兩　半夏半升（洗）　大棗十二枚（擘）　大黃二兩

上八味，以水一斗二升，煮取六升，去滓，再煎，溫服一升，日三服。

太陽病，重發汗，而復下之，不大便五六日，舌上燥而渴，日晡所小有潮熱，從心下至少腹硬滿而痛不可近者，大陷胸湯主之。

小結胸病，正在心下，按之則痛，脈浮滑者，小陷胸湯主之。

小陷胸湯方

黃連一兩　半夏半升　栝蔞實大者一枚

上三味，以水六升，先煮栝蔞，取三升，納諸藥，煮取二升，去滓，分溫三服。

太陽病二三日，不能臥，但欲起，心下必結，脈微弱者，此本有寒分也，反下之，若利止，必作結胸；未止者，此作協熱利也。

太陽病，下之後，其脈促，不結胸者，此為欲解也；脈浮者，必結胸；脈緊者，必咽痛，脈弦者，必兩脇拘急；脈細數者，頭痛未止，脈沉緊者，必欲嘔；脈沉滑者，協熱利；脈浮滑者，必下血。

病在陽，應以汗解之，反以冷水潠之，若灌之，其熱被劫不得去，彌更益煩，肉上粟起，意欲飲水，反不渴者，服文蛤散；若不瘥者，與五苓散。寒實結胸，無熱證者，與三物小陷胸湯，白散亦可服。

文蛤散方

文蛤五兩　**麻黃**三兩　**甘草**三兩　**生薑**三兩　**石膏**五兩　**杏仁**五十個（去皮尖）　**大棗**十二枚（擘）

上七味，為散，以沸湯和一方寸匕，湯用五合，調服，假令汗出已，腹中痛者，與芍藥三兩。

白散方

桔梗三分　**巴豆**一分　**貝母**三分

上三味為散，更於臼中杵之，以白飲和服，強人半錢匕，羸者減之。病在膈上必吐，在膈下必利；不利進熱粥一杯，利不止進冷粥一杯。

太陽與少陽並病，頭項強痛，或眩冒，時如結胸，心下痞硬者，當刺大椎第一間、肺俞、肝俞，慎不可發汗，發汗則譫語，脈弦大，五日譫語不止，當刺期門。

婦人中風，發熱惡風，經水適來，得之七八日，熱除而脈遲身涼，胸脇下滿，如結胸狀，譫語者，此為熱入血室也，當刺期門，隨其實而泄之。

婦人中風，七八日，續得寒熱，發作有時，經水適斷者，此為熱入血室，其血必結，故使如瘧狀，小柴胡湯主之。

婦人傷寒發熱，經水適來，晝日明瞭，暮則譫語，如見鬼狀者，此為熱入血室，無犯胃氣及上下焦，必自癒。

傷寒六七日，發熱微惡寒，支節煩疼，微嘔，心下支結，外證未去者，柴胡桂枝湯主之。

柴胡桂枝湯方

桂枝一兩半　**黃芩**一兩半　**人參**一兩半　**甘草**一兩半　**芍藥**一兩半　**大棗**六枚　**生薑**一兩半（切）　**柴胡**四兩　**半夏**二合半

上九味，以水七升，煮取三升，去滓，溫服一升，日三服。

傷寒五六日，已發汗而復下之，胸脇滿，微結，小便不利，渴而不嘔，但頭汗出，往來寒熱，心煩者，此為未解也，柴胡桂枝乾薑湯主之。

柴胡桂枝乾薑湯方

柴胡半斤　桂枝三兩　乾薑二兩　栝蔞根四兩　黃芩三兩　牡蠣二兩（熬）　甘草二兩（炙）

上七味，以水一斗二升，煮取六升，去滓，再煎取三升，溫服一升，日三服。初服微煩，復服，汗出便癒。

傷寒五六日，頭汗出，微惡寒，手足冷，心下滿，口不欲食，大便硬，脈細者，此為陽微結，必有表，復有裡也，脈沉者，亦在裡也。汗出為陽微。假令純陰結，不得復有外證，悉入在裡，此為半在裡半在外也。脈雖沉細，不得為少陰病，所以然者，陰不得有汗，今頭汗出，故知非少陰也，可與小柴胡湯。設不了了者，得屎而解。

傷寒五六日，嘔而發熱者，柴胡湯證具，而以他藥下之，柴胡證仍在者，復與柴胡湯，此雖已下之，不為逆，必蒸蒸而振，却發熱汗出而解。若心下滿而硬痛者，此為結胸也，大陷胸湯主之，但滿而不痛者，此為痞，柴胡不中與之，宜半夏瀉心湯。

半夏瀉心湯方

半夏半升（洗）　黃芩三兩　乾薑三兩　人參三兩　甘草三兩（炙）　黃連一兩　大棗十二枚（擘）

上七味，以水一斗，煮取六升，去滓，再煎取三升，溫服一升，日三服。

太陽少陽並病，而反下之，成結胸，心下必硬。若下利不止，水漿不下，其人必煩。

脈浮而緊，而復下之，緊反入裡，則成痞，按之自濡，但氣痞耳，小青龍湯主之。

小青龍湯方

麻黃三兩　芍藥三兩　細辛三兩　乾薑三兩　甘草三兩（炙）　桂枝三兩　半夏半升　五味子半升

上八味，以水一斗，先煮麻黃減二升，去上沫，納諸藥，煮取三升，去滓，溫服一升，日三服。

若渴去半夏，加栝蔞根三兩；若微利，若噎者，去麻黃，加附子一枚，炮；若小便不利，少腹滿者，去麻黃，加茯苓四兩；若喘者，加杏仁半升，去皮尖。

太陽中風，下利，嘔逆，表解者，乃可攻之。若其人漐漐汗出，發作有時，頭痛，心下痞滿，引脇下痛，乾嘔，短氣，汗出不惡寒者，此表解裡未和也，十棗湯主之。

十棗湯方

芫花（熬）　甘遂　大戟

上三味，各等份，別搗為散，以水一升半，先煮大棗肥者十枚，取八合，去滓，納藥末。強人服一錢匕，羸人服半錢匕，溫服之，平旦服，若下少，病不除者，明日更服，加半錢，得快下利後，糜粥自養。

太陽病，醫發汗，遂發熱惡寒，因復下之，心下痞，表裡俱虛，陰陽氣並竭，無陽則陰獨，復加燒針，因胸煩，面色青黃，膚瞤者，難治，今色微黃，手足溫者，易癒。

心下痞，按之濡，其脈關上浮大者，大黃黃連黃芩瀉心湯主之。

大黃黃連黃芩瀉心湯方

大黃二兩　黃連一兩　黃芩一兩

上三味，以麻沸湯二升漬之，須臾絞去滓，分溫再服。

心下痞，而復惡寒者，附子瀉心湯主之。

附子瀉心湯方

大黃二兩　黃連一兩　黃芩一兩　附子一枚（炮，去皮，破，別煮取汁）

上四味，切三味，以麻沸湯二升漬之。須臾絞去滓，納附子汁，分溫再服。

本以下之，故心下痞，與瀉心湯。痞不解，其人渴，而口燥煩，小便不利者，五苓散主之。

傷寒，汗出，解之後，胃中不和，心下痞硬，乾噫食臭，脇下有水氣，腹中雷鳴下利者，生薑瀉心湯主之。

生薑瀉心湯方

生薑四兩　甘草三兩（炙）　人参三兩　乾薑一兩　黃芩三兩　半夏半升　黃連一兩　大棗十二枚（擘）

上八味，以水一斗，煮取六升，去滓，再煎取三升，溫服一升，日三服。

傷寒中風，醫反下之，其人下利，日數十行，穀不化，腹中雷鳴，心下痞硬而滿，乾嘔，心煩不得安，醫見心下痞，謂病不盡，復下之，其痞益甚，此非結熱，但以胃中虛，客氣上逆，故使硬也，甘草瀉心湯主之。

甘草瀉心湯方

甘草四兩（炙）　黃芩三兩　乾薑三兩　人参三兩　半夏半升　黃連一兩　大棗十二枚（擘）

上七味，以水一斗，煮取六升，去滓，再煎取三升，溫服一升，日三服。

傷寒，服湯藥下之，利不止，心下痞硬，服瀉心湯不已，復以他藥下之，利益甚，醫以理中與之，利仍不止。理中者，理中焦，此利在下焦故也，赤石脂禹餘糧湯主之，復不止者，當利其小便。

赤石脂禹餘糧湯方

赤石脂一斤（碎） **太乙禹餘糧**一斤（碎）

上二味，以水六升，煮取三升，去滓，分溫三服。

傷寒吐下後，發汗，虛煩，脈甚微，八九日，心下痞硬，脇下痛，氣上衝咽喉，眩冒，經脈動惕者，久而成痿。

傷寒，發汗，若吐，若下，解後，心下痞硬，噫氣不除者，旋覆代赭湯主之。

旋覆代赭湯方

旋覆花三兩 **人參**二兩 **生薑**五兩 **代赭石**一兩 **甘草**三兩（炙） **半夏**半升（洗） **大棗**十二枚（擘）

上七味，以水一斗，煮取六升，去滓，再煎取三升，溫服一升，日三服。

太陽病，外證未除，而數下之，遂協熱而利，利下不止，心下痞硬，表裡不解者，桂枝人參湯主之。

桂枝人參湯方

桂枝四兩 **甘草**四兩（炙） **白朮**三兩 **人參**三兩 **乾薑**三兩

上五味，以水九升，先煮四味，取五升，納桂枝，更煮取三升，去滓，溫服一升，日再服，夜一服。

傷寒，大下後，復發汗，心下痞，惡寒者，表未解也，不可攻痞，當先解表，後攻其痞，解表宜桂枝湯；攻痞宜大黃黃連黃芩瀉心湯。

傷寒發熱，汗出不解，心下痞硬，嘔吐而不利者，大柴胡湯主之。

病如桂枝證，頭不痛，項不強，寸脈微浮，胸中痞硬，氣上衝咽喉，不得息者，此為胸有寒也，當吐之，宜瓜蒂散。

瓜蒂散

瓜蒂一分（熬）　赤小豆一分

上二味，各別擣篩，為散已，合治之，取一錢匕，以香豉一合，用熱湯七合，煮作稀糜，去滓，取汁，和散溫頓服之，不吐者，少少加，得快吐乃止。諸亡血虛家，不可與。

病脇下素有痞，連在臍旁，痛引少腹，入陰筋者，此名臟結，死。

傷寒，若吐，若下後，七八日不解，熱結在裡，表裡俱熱，時時惡風，大渴，舌上乾燥而煩，欲飲水數升者，白虎加人參湯主之。

白虎加人參湯方

知母六兩　石膏一斤（碎）　甘草二兩（炙）　粳米六合　人參二兩

上五味，以水一斗，煮米熟，湯成去滓，溫服一升，日三服。

傷寒，無大熱，口燥渴，心煩，背微惡寒者，白虎加人參湯主之。

傷寒，脈浮，發熱，無汗，其表不解，當發汗，不可與白虎湯；渴欲飲，無表證也，白虎加人參湯主之。

太陽少陽並病，心下硬，頸項強而眩者，當刺大椎、肺俞、肝俞，慎不可下也，下之則痙。

太陽與少陽合病，自下利者，與黃芩湯；若嘔者，黃芩加半夏生薑湯主之。

黃芩湯方

黃芩三兩　芍藥二兩　甘草二兩　大棗十二枚（擘）

上四味，以水一斗，煮取三升，去滓，溫服一升，日再服，夜一服。

黃芩加半夏生薑湯方

黃芩三兩　芍藥二兩　甘草二兩（炙）　半夏半升（洗）　生薑一兩半　大棗十二枚（擘）

上六味，以水一斗，煮取三升，去滓，溫服一升，日再服，夜一服。

傷寒，胸中有熱，胃中有邪氣，腹中痛，欲嘔者，黃連湯主之。

黃連湯方

黃連三兩　甘草三兩（炙）　乾薑三兩　桂枝三兩　人參二兩　半夏半升（洗）　大棗十二枚（擘）

上七味，以水一斗，煮取六升，去滓，溫服一升，日三服，夜三服。

傷寒，脈浮滑，此以裡有熱，表無寒也，白虎湯主之。

白虎湯方

知母六兩　石膏一斤（碎）　甘草二兩（炙）　粳米六合

上四味，以水一斗，煮米熟，湯成，去滓，溫服一升，日三服。

傷寒脈結促，心動悸者，炙甘草湯主之。

炙甘草湯方

甘草四兩（炙）　生薑三兩（切）　人參二兩　地黃半斤　桂枝三兩　麥門冬半升　阿膠二兩　麻仁半升　大棗十二枚（擘）

上九味，以清酒七升，先煮八味，取三升，去滓，納膠烊消盡，溫服一升，日三服。

卷九

辨陽明病脈證並治

問曰：病有太陽陽明，有正陽陽明，有少陽陽明，何謂也？

答曰：太陽陽明者，脾約是也；正陽陽明者，胃家實是也；少陽陽明者，發汗，利小便已，胃中燥煩實，大便難是也。陽明之為病，胃家實是也。

問曰：何緣得陽明病？

答曰：太陽病若發汗，若下，若利小便，此亡津液，胃中乾燥，因轉屬陽明，不更衣，內實，大便難者，此名陽明也。

問曰：陽明病外證云何？

答曰：身熱，汗自出，不惡寒，反惡熱也。

問曰：病有得之一日，不發熱而惡寒者，何也？

答曰：雖得之一日，惡寒將自罷，即自汗出而惡熱也。

問曰：惡寒何故自罷？

答曰：陽明居中，主土也，萬物所歸，無所復傳，始雖惡寒，二日自止，此為陽明病也。

本太陽病，初得病時發其汗，汗先出不徹，因轉屬陽明也。

傷寒發熱無汗，嘔不能食，而反汗出濈濈然者，是轉屬陽明也。

傷寒三日，陽明脈大者，此為不傳也。

傷寒，脈浮而緩，手足自溫者，是為繫在太陰；太陰者，身當發黃，若小便自利者，不能發黃；至七八日，大便硬者，為陽明病也。

傷寒轉屬陽明者，其人濈然微汗出也。

陽明中風，口苦，咽乾，腹滿，微喘，發熱，惡風，脈浮而緩。若下之，則腹滿，小便難也。

陽明病若能食，名中風；不能食，名中寒。

陽明病，若中寒者，不能食，小便不利，手足濈然汗出，此欲作固瘕，必大便初硬後溏。所以然者，以胃中冷，水穀不別故也。

陽明病，初欲食，小便不利，大便自調，其人骨節疼，翕翕然如有熱狀，奄然發狂，濈然汗出而解者，此水不勝穀氣，與汗共併，脈小則癒。

陽明病欲解時，從申至戌上。

陽明病，不能食，攻其熱必噦，所以然者，其人本虛，胃中冷故也。

陽明病，脈遲，食難用飽，飽則微煩，頭眩，必小便難，此欲作谷疸（因飢飽失宜，濕熱薰蒸所致黃疸症），雖下之，腹滿如故。所以然者，脈遲故也。

陽明病，法多汗，反無汗，其身如蟲行皮中狀者，此以久虛故也。

陽明病，反無汗，而小便利，二三日嘔而咳，手足厥者，必苦頭痛；若不咳，不嘔，手足不厥者，頭不痛。

陽明病，但頭眩，不惡寒，故能食；若咳者，其人必咽痛；不咳者，咽不痛。

陽明病，無汗，小便不利，心中懊憹者，身必發黃。

陽明病，被火，額上微汗出，而小便不利者，必發黃。

陽明病，脈浮而大者，必潮熱，發作有時，但浮者，必自汗出。

陽明病，口燥，但欲漱水，不欲咽者，此必衄。

陽明病，本自汗出，醫更重發汗，病已瘥，尚微煩不了了者，此必大便硬故也。以亡津液，胃中乾燥，故令大便硬。當問其小便日幾行，若本小便日三四行，今日再行，則知大便不久必出。所以然者，以小便數少，津液當還入胃中，故知不久必大便也。

傷寒嘔多，雖有陽明證，不可攻之。

陽明證，心下硬滿者，不可攻之，攻之，利遂不止者死，利止者癒。

陽明證，面合色赤，不可攻之，攻之必發熱。色黃者，小便不利也。

陽明病，不吐不下，心煩者，可與調胃承氣湯。

調胃承氣湯方

甘草二兩（炙）　**芒硝**半斤　**大黃**四兩（酒洗）

上三味，以水三升，煮二物至一升，去滓，納芒硝，更上微火一二沸，溫頓服之。

陽明病，脈實，雖汗出，而不惡熱者，其身必重，短氣，腹滿而喘，有潮熱者，此外欲解，可攻裡也。手足濈然汗出者，此大便已硬也，大承氣湯主之；若汗多，微發熱惡寒者，外未解也，其熱不潮者，未可與承氣湯；若腹大滿不通者，可與小承氣湯，微和胃氣，勿令大泄下。

大承氣湯方

大黃四兩（酒洗）　**厚朴**半斤（炙，去皮）　**枳實**五枚（炙）　**芒硝**三合

上四味，以水一斗，先煮二物，取五升，去滓，納大黃，更煮取二升，去滓，納芒硝，更上微火一兩沸，分溫再服，得下餘勿服。

小承氣湯方

大黃四兩（酒洗）　**厚朴**二兩（炙去皮）　**枳實**三枚（炙）

上三味，以水四升，煮取一升二合，去滓，分溫再服，初服更衣者，停後服，不爾者，盡飲之。

陽明病潮熱，大便微硬者，可與大承氣湯；不硬者，不可與之。若不大便六七日，恐有燥屎，欲知之法，少與小承氣湯；湯入腹中，轉矢氣者，此有燥屎也，乃可攻之；若不轉矢氣者，此但初頭硬，後必溏，不可攻之，攻之必脹滿，不能食也，欲飲水者，與水則噦；其後發熱者，必大便復硬而少也，以小承氣湯和之；不轉矢氣者，慎不可攻也。

陽明病，實則譫語，虛則鄭聲。鄭聲者，重語也，直視譫語，喘滿者，死；下利者，亦死。

陽明病，發汗多，若重發汗，以亡其陽，譫語，脈短者，死；脈自和者，不死。

傷寒，若吐、若下後，不解，不大便五六日，上至十餘日，日晡所發潮熱，不惡寒，獨語如見鬼狀；若劇者，發則不

識人，循衣摸床，惕而不安，微喘，直視；脈弦者生，澀者死；微者，但發熱，譫語者，大承氣湯主之。

陽明病，其人多汗，以津液外出，胃中燥，大便必硬，硬則譫語，小承氣湯主之。

陽明病，譫語，發潮熱，脈滑而疾者，小承氣湯主之。

陽明病，服承氣湯後，不轉矢氣，明日又不大便，脈反微澀者，裡虛也，為難治，不可更與承氣湯也。

陽明病，譫語，有潮熱，反不能食者，胃中必有燥屎五六枚也。若能食者，但硬爾，宜大承氣湯下之。

陽明病，下血，譫語者，此為熱入血室，但頭汗出者，刺期門，隨其實而瀉之，濈然汗出則癒。

陽明病，汗出，譫語者，以有燥屎在胃中，此為實也，須過經乃可下之；下之若早，語言必亂，以表虛裡實故也，下之宜大承氣湯。

傷寒四五日，脈沉而喘滿，沉為在裡，而反發其汗，津液越出，大便為難，表虛裡實，久則譫語。

三陽合病，腹滿，身重，難以轉側，口不仁面垢，若發汗則譫語遺尿，下之，則手足逆冷，額上出汗；若自汗者，宜白虎湯。自利者，宜葛根黃連黃芩甘草湯。

白虎湯方

知母六兩　石膏一斤碎（綿裹）　甘草二兩（炙）　粳米六合

上四味，以水一斗，煮米熟，湯成去滓，溫服一升，日三服。

葛根黃連黃芩甘草湯方

葛根半斤　甘草二兩（炙）　黃連三兩　黃芩三兩

上四味，以水八升，先煮葛根減二升，納諸藥，煮取二升，去滓，分溫再服。

二陽並病，太陽證罷，但發潮熱，手足漐漐汗出，大便難而譫語者，下之則癒，宜大承氣湯。

陽明病，脈浮而大，咽燥口苦，腹滿而喘，發熱汗出，不惡寒，反惡熱，身重；若發汗，則躁，心憒憒反譫語；若加溫針，必怵惕，煩躁，不得眠；若下之，則胃中空虛，客氣動膈，心中懊憹，舌上苔者，梔子豉湯主之。

梔子豉湯方

梔子十四枚（擘）　香豉四合（綿裹）

上二味，以水四升，先煮梔子取二升半，去滓，納香豉，更煮，取一升半，去滓，分二服，溫進一服，得快吐者，止後服。

陽明病，渴欲飲水，口乾舌燥者，白虎加人參湯主之。

白虎加人參湯方

知母六兩　石膏一斤（碎）　甘草二兩（炙）　粳米六合　人參三兩

上五味，以水一斗，煮米熟，湯成去滓，溫服一升，日三服。

陽明病，脈浮，發熱，渴欲飲水，小便不利者，豬苓湯主之。

豬苓湯方

豬苓一兩（去皮） **茯苓**一兩 **澤瀉**一兩 **阿膠**一兩 **滑石**一兩（碎）

上五味，以水四升，先煮四味，取二升，去滓，納阿膠烊消，溫服七合，日三服。

陽明病，汗出多而渴者，不可與豬苓湯，以汗多胃中燥，豬苓湯復利其小便故也。

陽明病，脈浮而遲，表熱裡寒，下利清穀者，四逆湯主之。

四逆湯方

甘草二兩（炙） **乾薑**一兩半 **附子**一枚（生用，去皮，破八片） **人參**二兩

上四味，以水三升，煮取一升二合，去滓，分溫二服。

陽明病，胃中虛冷，不能食者，不可與水飲之，飲則必噦。

陽明病，脈浮，發熱，口乾，鼻燥，能食者，衄。

陽明病，下之，其外有熱，手足溫，不結胸，心中懊憹，飢不能食，但頭汗出者，梔子豉湯主之。

陽明病，發潮熱，大便溏，小便自可，胸脇滿不去者，與小柴胡湯。

陽明病，脇下硬滿，不大便而嘔，舌上白苔者，可與小柴胡湯。上焦得通，津液得下，胃氣因和，身濈然汗出而解也。

陽明中風，脈弦浮大，而短氣，腹部滿，脇下及心痛，久按之氣不通，鼻乾不得涕，嗜臥，一身及目悉黃，小便難，有潮熱，時時噦，耳前後腫，刺之小瘥，外不解，病過十日，脈續浮者，與小柴胡湯；脈但浮，無餘證者，與麻黃湯；若不尿，腹滿加噦者，不治。

動作頭痛，短氣，有潮熱者，屬陽明也，白蜜煎主之。

白蜜煎方

人參一兩　**地黃**六兩　**麻仁**一升　**白蜜**八合

上四味，以水一斗，先煮三味，取五升，去滓，納蜜，再煎一二沸，每服一升，日三夜二。

陽明病，自汗出，若發汗，小便自利者，此為津液內竭，便雖硬不可攻之，當須自欲大便，宜蜜煎導而通之，若土瓜根及大豬膽汁，皆可為導。

蜜煎導方

食蜜七合

上一味，納銅器中，微火煎之，稍凝如飴狀，攪之勿令焦著，可丸時，並手撚作挺，令頭銳，大如指，長二寸許，當熱時急作，冷則硬，納穀道中，以手緊抱，欲大便時乃去之。

豬膽汁方

大豬膽一枚

上一味，泄汁，和醋少許，灌穀道中，如一食頃，當大便出宿食甚多。

陽明病，脈遲，汗出多，微惡寒者，表未解也，可發汗，宜桂枝湯。

陽明病，脈浮，無汗而喘者，發汗則癒，宜麻黃湯。

陽明病，發熱汗出者，此為熱越，不能發黃也，但頭汗出，身無汗，齊頸而還，小便不利，渴引水漿者，此為瘀熱在裡，身必發黃，茵陳蒿湯主之。

茵陳蒿湯方

茵陳蒿六兩　**梔子**十四枚（擘）　**大黃**二兩（去皮）

上三味，以水一斗二升，先煮茵陳，減六升，納二味，煮取三升，去滓，分溫三服，小便當利，尿如皂莢汁狀，色正赤，一宿病減，黃從小便去也。

陽明病，其人善忘者，必有蓄血，所以然者，本有久瘀血，故令善忘，屎雖硬，大便反易，其色必黑，宜抵當湯下之。

陽明病，下之，心中懊憹而煩，胃中有燥屎者，可攻；腹微滿，大便初硬後溏者，不可攻之。若有燥屎者，宜大承氣湯。

病人不大便五六日，繞臍痛，煩躁，發作有時者，此有燥屎，故使不大便也。

病人煩熱，汗出則解，又如瘧狀，日晡所發熱者，屬陽明也；脈實者，宜下之；脈浮大者，宜發汗。下之與大承氣湯；發汗宜桂枝湯。

大下後，六七日不大便，煩不解，腹滿痛者，此有燥屎也，所以然者，本有宿食故也，宜大承氣湯。

病人小便不利，大便乍難乍易，時有微熱，喘息不能臥者，有燥屎也，宜大承氣湯。

食穀欲嘔者，屬陽明也，吳茱萸湯主之。得湯反劇者，屬上焦也，小半夏湯主之。

吳茱萸湯方

吳茱萸一升　**人參**三兩　**生薑**六兩（切）　**大棗**十二枚（擘）

上四味，以水七升，煮取二升，去滓，溫服七合，日三服。

小半夏湯方

半夏一升　**生薑**半斤

上二味，以水七升，煮取一升半，去滓，分溫再服。

太陽病，寸緩，關浮，尺弱，其人發熱汗出，後惡寒，不嘔，但心下痞者，此以醫下之。如其未下，病人不惡寒而渴者，此轉屬陽明也。小便數者，大便必硬，不更衣十日，無所苦也，渴欲飲水者，少少與之，以法救之。渴而飲水多，小便不利者，宜五苓散。

五苓散方

豬苓十八銖[①]　白朮十八銖[②]　茯苓十八銖[③]　澤瀉一兩六銖　桂枝半兩（去皮）

上五味，擣為散，白飲和服方寸匕，日三服，發黃者，加茵陳蒿十分。

脈陽微而汗出少者，為自和；汗出多者，為太過；陽脈實，因發其汗，出多者，亦為太過，太過者，為陽絕於裡，亡津液，大便因硬也。

脈浮而芤，浮為陽，芤為陰，浮芤相搏，胃氣生熱，其陽則絕。

趺陽脈浮而澀，浮則胃氣強，澀則小便數，浮數相搏，大便則硬，其脾為約，麻子仁丸主之。

麻子仁丸方

麻子仁二升　芍藥半斤　枳實半斤（炙）　大黃一斤（去皮）　厚

① 十八銖：原作「八十銖」，據上下文改。
② 十八銖：原作「八十銖」，據上下文改。
③ 十八銖：原作「八十銖」，據上下文改。

朴一尺（炙）　杏仁一升（去皮尖）

上六味，蜜為丸，如梧桐子大，飲服十丸，日三服，漸加，以知為度。

太陽病二日，發汗不解，蒸蒸發熱者，屬陽明也，調胃承氣湯主之。

傷寒吐後，腹脹滿者，與調胃承氣湯。

太陽病，若吐、若下、若發汗後，微煩，小便數，大便因硬者，與小承氣湯和之癒。

得病二三日，脈弱，無太陽柴胡證，煩躁，心下硬，至四五日，雖能食，以小承氣湯少少與，微和之，令小安。至六日，與小承氣湯一升。若不大便六七日，小便少者，雖不大便，但初頭硬，後必溏，未定成硬，攻之必溏，須小便利，屎定硬，乃可攻之，宜大承氣湯。

傷寒六七日，目中不了了，睛不和，無表裡證，大便難，身微熱者，此為實也，急下之，宜大承氣湯。

陽明病，發熱汗多者，急下之，宜大承氣湯。

發汗，不解，腹滿痛者，急下之，宜大承氣湯。

腹滿不減，減不足言，當下之，宜大承氣湯。

陽明少陽合病，必下利，其脈不負者，為順也；負者，失也。互相剋責，名為負也。脈滑而數者，有宿食也，當下之，宜大承氣湯。

病人無表裡證，發熱七八日，雖脈浮數者，可下之；假令已下，脈數不解，合熱則消穀善飢，至六七日不大便者，有瘀血也，宜抵當湯；若脈數不解，而下利不止，必協熱便膿血也。

傷寒，發汗已，身目為黃，所以然者，以寒濕在裡，不解故也，不可汗也，當於寒濕中求之。

傷寒七八日，身黃如橘子色，小便不利，腹微滿者，茵陳蒿湯主之。

傷寒，身黃，發熱者，梔子柏皮湯主之。

梔子柏皮湯方

梔子十五枚（擘） 甘草一兩（炙） 黃柏二兩

上三味，以水四升，煮取一升半，去滓，分溫再服。

傷寒瘀熱在裡，其身必黃，麻黃連軺赤小豆湯主之。

麻黃連軺赤小豆湯方

麻黃二兩 連軺二兩 杏仁四十個（去皮尖） 赤小豆一升 大棗十二枚 生梓白皮一斤（切） 生薑二兩（切） 甘草二兩（炙）

上八味，以潦水一斗，先煮麻黃再沸，去上沫，納諸藥，煮取三升，去滓，分溫三服，半日服盡。

陽明病，身熱，不能食，食則頭眩，心胸不安，久久發黃，此名谷疸，茵陳蒿湯主之。

陽明病，身熱，發黃，心中懊憹，或熱痛，因於酒食者，此名酒疸，梔子大黃湯主之。

梔子大黃湯

梔子十四枚　大黃一兩　枳實五枚　豉一升

上四味，以水六升，煮取三升，去滓，溫服一升，日三服。

陽明病，身黃，津液枯燥，色暗不明者，此熱入於血分也，豬膏髮煎主之。

豬膏髮煎方

豬膏半斤　亂髮如雞子大三枚

上二味，和膏煎之，髮消藥成，分再服，病從小便出。

黃疸，腹滿，小便不利而赤，自汗出，此為表和裡實，當下之，宜大黃硝石湯。

大黃硝石湯方

大黃四兩　黃柏四兩　芒硝四兩　梔子十五枚

上四味，以水六升，先煮三味，取二升，去滓，納硝，更煮取一升，頓服。

諸黃，腹痛而嘔者，宜大柴胡湯。

黃病，小便色不變，自利，腹滿而喘者，不可除熱，除熱必噦。噦者，小半夏湯主之。

諸黃家，但利其小便，五苓散加茵陳蒿主之；假令脈浮，當以汗解者，宜桂枝加黃耆湯。

桂枝加黃耆湯方

桂枝三兩　**芍藥**三兩　**甘草**二兩（炙）　**生薑**三兩（切）　**大棗**十五枚　**黃耆**二兩

上六味，以水八升，煮取三升，去滓，溫服一升，日三服。

諸黃，小便自利者，當以虛勞法，小建中湯主之。

小建中湯方

桂枝三兩　**芍藥**六兩　**甘草**三兩（炙）　**生薑**三兩（切）　**大棗**十二枚　**飴糖**一升

上六味，以水七升，先煮五味，取三升，去滓，納膠飴，更上微火消解，溫服一升，日三服。

陽明病，腹滿，小便不利，舌萎黃燥，不得眠者，此屬黃家。

黃疸病，當以十八日為期，治之十日以上瘥，反劇者，為難治。

夫病，脈沉，渴欲飲水，小便不利者，後必發黃。

趺陽脈微而弦，法當腹滿。若不滿者，必大便難，兩胠疼痛，此為虛寒，當溫之，宜吳茱萸湯。

夫病人腹痛繞臍，此為陽明風冷，穀氣不行，若反下之，其氣必衝，若不衝者，心下則痞，當溫之，宜理中湯。

理中湯方

人參三兩　白朮三兩　甘草三兩（炙）　乾薑三兩

上四味，以水八升，煮取三升，去滓，溫服一升，日三服。

陽明病發熱，十餘日，脈浮而數，腹滿，飲食如故者，厚朴七物湯主之。

厚朴七物湯方

厚朴半斤　甘草三兩　大黃三兩　枳實五枚　桂枝二兩　生薑五兩　大棗十枚

上七味，以水一斗，煮取四升，去滓，溫服八合，日三服。

陽明病，腹中切痛，雷鳴，逆滿，嘔吐者，此虛寒也，附子粳米湯主之。

附子粳米湯方

附子一枚（炮）　半夏半升　甘草一兩　大棗十枚　粳米半升

上五味，以水八升，煮米熟，湯成去滓，溫服一升，日三服。

陽明病，腹中寒痛，嘔不能食，有物突起，如見頭足，痛不可近者，大建中湯主之。

大建中湯方

蜀椒二合（去目汗）　**乾薑**四兩　**人參**一兩　**膠飴**一升

上四味，以水四升，先煮三味，取二升，去滓，納膠飴，微火煮取一升半，分溫再服，如一炊頃，可飲粥二升，後更服，當一日食糜粥，溫覆之。

陽明病，腹滿，脇下偏痛，發熱，其脈弦緊者，當以溫藥下之，宜大黃附子細辛湯。

大黃附子細辛湯方

大黃三兩　**附子**三兩　**細辛**二兩

上三味，以水五升，煮取二升，去滓，分溫三服，一服後，如人行四五里，再進一服。

問曰：陽明宿食何以別之？

師曰：寸口脈浮而大，按之反澀，尺中亦微而澀，故知其有宿食也，大承氣湯主之。

寸口脈數而滑者，此為有宿食也。

下利不欲食者，此為有宿食也。

脈緊如轉索，此為有宿食也。

脈緊，腹中痛，惡風寒者，此為有宿食也。

宿食在上脘者，法當吐之，宜瓜蒂散。

瓜蒂散方

瓜蒂一分　赤小豆一分

上二味，杵為散，以香豉七合，煮取汁，和散一錢匕。溫服之，不吐稍加，得吐止後服。

辨少陽病脈證並治

少陽之為病，口苦，咽乾，目眩是也。

少陽中風，兩耳無所聞，目赤，胸中滿而煩者，不可吐、下，吐、下則悸而驚。

傷寒，脈弦細，頭痛，發熱者，屬少陽。不可發汗，發汗則譫語、煩躁，此屬胃不和也，和之則癒。

本太陽病，不解，轉入少陽者，脇下硬滿，乾嘔不能食，往來寒熱，脈沉弦者，不可吐、下，與小柴胡湯。

少陽病，氣上逆，今脇下痛，甚則嘔逆，此為膽氣不降也，柴胡芍藥枳實甘草湯主之。

柴胡芍藥枳實甘草湯方

柴胡八兩　芍藥三兩　枳實四枚（炙）　甘草三兩（炙）

上四味，以水一斗，煮取六升，去滓，再煎取三升，溫服一升，日三服。

若以吐、下，發汗，溫針，譫語，柴胡湯證罷者，此為壞病，知犯何逆，以法救之，柴胡湯不中與也。

三陽合病，脈浮大，上關上，但欲眠睡，目合則汗，此上焦不通故也，宜小柴胡湯。

傷寒四五日，無大熱，其人煩躁者，此為陽去入陰故也。

傷寒三日，三陽為盡，三陰當受邪，其人反能食而不嘔者，此為三陰不受邪也。

傷寒三日，少陽脈小者，為欲已也。

少陽病欲解時，從寅至辰上。

辨太陰病脈證並治

太陰之為病，腹滿而吐，食不下，自利益甚，時腹自痛，若下之，必胸下結硬。

太陰中風，四肢煩疼，陽微陰澀而長者，為欲癒。

太陰病，脈浮者，可發汗，宜桂枝湯。

自利不渴者，屬太陰，以其臟有寒故也，當溫之，宜服理中、四逆輩。

傷寒，脈浮而緩，手足自溫者，繫在太陰。太陰當發身黃，若小便自利者，不能發黃。至七八日，雖暴煩，下利日十餘行。必自止，以脾家實，腐穢當去故也。

本太陽病，醫反下之，因而腹滿時痛者，屬太陰也，桂枝加芍藥湯主之；大實痛者，桂枝加大黃湯主之。

桂枝加芍藥湯方

桂枝三兩　**芍藥**六兩　**甘草**二兩（炙）　**生薑**三兩（切）　**大棗**十二枚（擘）

上五味，以水七升，煮取三升，去滓，溫分三服。

桂枝加大黃湯方

桂枝三兩 大黃二兩 芍藥六兩 甘草二兩（炙） 生薑三兩（切） 大棗十二枚（擘）

上六味，以水七升，煮取三升，去滓，溫服一升，日三服。

太陰病，脈弱，其人續自便利，設當行大黃芍藥者，宜減之，以其人胃氣弱，易動故也。

太陰病，大便反硬，腹中脹滿者，此脾氣不轉也，宜白朮枳實乾薑白蜜湯，若不脹滿，反短氣者，黃耆五物湯加乾薑半夏主之。

白朮枳實乾薑白蜜湯方

白朮三兩 枳實一兩半 乾薑一兩 白蜜二兩

上四味，以水六升，先煮三味，去滓，取三升，納白蜜烊消，溫服一升，日三服。

黃耆五物加乾薑半夏湯方

黃耆三兩 桂枝三兩 芍藥三兩 生薑六兩（切） 大棗十二枚（擘） 乾薑三兩 半夏半升（洗）

上七味，以水一斗，煮取五升，去滓，再煎取三升，分溫三服。

太陰病，渴欲飲水，飲水即吐者，此為水在膈上，宜半夏茯苓湯。

半夏茯苓湯方

半夏一升　**茯苓**四兩　**澤瀉**二兩　**乾薑**一兩

上四味，以水四升，煮取三升，去滓，分溫再服，小便利，則癒。

太陰病，下利，口渴，脈虛而微數者，此津液傷也，宜人參白朮芍藥甘草湯。

人參白朮芍藥甘草湯方

人參三兩　**白朮**三兩　**芍藥**三兩　**甘草**二兩（炙）

上四味，以水五升，煮取三升，去滓，溫服一升，日三服。

太陰病，不下利、吐逆，但苦腹大而脹者，此脾氣實也，厚朴四物湯主之。

厚朴四物湯方

厚朴二兩（炙）　**枳實**三枚（炙）　**半夏**半升（洗）　**橘皮**一兩

上四味，以水五升，煮取三升，去滓，溫服一升，日三服。

太陰病，不吐、不滿，但遺矢無度者，虛故也，理中加黃耆湯主之。

理中加黃耆湯方

人參三兩　白朮三兩　乾薑三兩　甘草三兩（炙）　黃耆三兩

上五味，以水八升，煮取三升，去滓，溫服一升，日三服。

太陰病，欲吐不吐，下利時甚時疏，脈浮澀者，桂枝去芍藥加茯苓白朮湯主之。

桂枝去芍藥加茯苓白朮湯方

桂枝三兩　甘草二兩（炙）　茯苓三兩　白朮三兩　生薑三兩（切）　大棗十二枚（擘）

上六味，以水八升，煮取三升，去滓，溫服一升，日三服。

太陰病，吐逆，腹中冷痛，雷鳴下利，脈沉緊者，小柴胡加茯苓白朮湯主之。

小柴胡加茯苓白朮湯方

柴胡半斤　黃芩三兩　人參三兩　半夏半升（洗）　甘草三兩（炙）　生薑三兩（切）　大棗十二枚（擘）　茯苓三兩　白朮三兩

上九味，以水一斗二升，煮取六升，去滓，再煎取三升，溫服一升，日三服。

太陰病，有宿食，脈滑而實者，可下之，宜承氣輩；若大便溏者，宜厚朴枳實白朮甘草湯。

厚朴枳實白朮甘草湯方

厚朴三兩　枳實三兩　白朮二兩　甘草二兩

上四味，以水六升，煮取三升，去滓，溫服一升，日三服。

太陰病欲解時，從亥至丑上。

卷十一 辨少陰病脈證並治

少陰之為病，脈微細，但欲寐也。

少陰病，欲吐不吐，心煩，但欲寐，五六日，自利而渴者，屬少陰也，虛，故飲水自救；若小便色白者，少陰病形悉具；小便白者，以下焦虛寒，不能制水，故令色白也。

病人脈陰陽俱緊，反汗出者，亡陽也；此屬少陰，法當咽痛，而復吐、利。

少陰病咳而下利，譫語者，被火氣劫故也，小便必難，以強責少陰汗也。

少陰病脈細沉數，病為在裡，不可發汗。

少陰病脈微，不可發汗，亡陽故也；陽已虛，尺脈弱澀者，復不可下之。

少陰病脈緊，至七八日，自下利，脈暴微，手足反溫，脈緊反去者，為欲解也，雖煩，下利，必自癒。

少陰病，下利，若利自止，惡寒而踡臥，手足溫者，可治。

少陰病，惡寒而踡，時自煩，欲去衣被者，可治。

少陰中風，脈陽微陰浮者，為欲癒。

少陰病欲解時，從子至寅上。

少陰病，吐、利，手足不逆冷，反發熱者，不死。脈不至者，灸少陰七壯。

少陰病八九日，一身手足盡熱者，以熱在膀胱，必便血也。

少陰病，但厥無汗，而強發之，必動其血，未知從何道而出，或從口鼻，或從耳出者，是名下厥上竭，為難治。

少陰病，惡寒，身蜷而利，手足厥冷者，不治。

少陰病，吐利，躁煩，四逆者，死。

少陰病，下利止，而頭眩時時自冒者，死。

少陰病，四逆，惡寒，而身蜷，脈不至，心煩而躁者，死。

少陰病，六七日，息高者，死。

少陰病，脈微細沉，但欲臥，汗出不煩，自欲吐，至五六日，自利，復煩躁不得臥寐者，死。

少陰病始得之，反發熱，脈沉者，麻黃附子細辛湯主之。

麻黃附子細辛湯方

麻黃二兩　附子一枚（炮，去皮，破八片）　細辛二兩

上三味，以水一斗，先煮麻黃，減二升，去上沫，納諸藥，煮取三升，去滓，溫服一升，日三服。

少陰病，得之二三日，麻黃附子甘草湯微發汗，以二三日無裡證，故微發汗也。

麻黃附子甘草湯方

麻黃二兩　附子一枚（炮，去皮，破八片）　甘草二兩（炙）

上三味，以水七升，先煮麻黃一二沸，去上沫，納諸藥，煮取三升，去滓，溫服一升，日三服。

少陰病，得之二三日以上，心中煩，不得臥者，黃連阿膠湯主之。

黃連阿膠湯方

黃連四兩　黃芩二兩　芍藥二兩　阿膠三兩　雞子黃二枚

上五味，以水六升，先煮三味，取二升，去滓，納膠烊盡，小冷，納雞子黃，攪令相得，溫服七合，日三服。

少陰病，得之一二日，口中和，其背惡寒者，當灸之，附子湯主之。

附子湯方

附子二枚（炮，去皮，破八片）　茯苓三兩　人參二兩　白朮四兩　芍藥三兩

上五味，以水八升，煮取三升，去滓，溫服一升，日三服。

少陰病，身體痛，手足寒，骨節痛，脈沉者，附子湯主之。

少陰病，脈微而弱，身痛如掣者，此榮衛不和故也，當歸四逆湯主之。

當歸四逆湯方

當歸三兩　**芍藥**三兩　**桂枝**三兩　**細辛**三兩　**木通**三兩　**甘草**二兩（炙）　**大棗**二十五枚（擘）

上七味，以水八升，煮取三升，去滓，溫服一升，日三服。

少陰病，下利便膿血者，桃花湯主之。

桃花湯方

赤石脂一斤（一半全用，一半篩末）　**乾薑**一兩　**粳米**一升

上三味，以水七升，煮米令熟，去滓，溫服七合，納赤石脂末方寸匕，日三服，若一服癒，餘勿服。

少陰病，二三日至四五日，腹痛，小便不利，下利不止，便膿血者，桃花湯主之。

少陰病，下利便膿血者，可刺足陽明。

少陰病，吐利，手足逆冷，煩躁欲死者，吳茱萸湯主之。

吳茱萸湯方

吳茱萸一升　**人參**二兩　**生薑**六兩（切）　**大棗**十二枚（擘）

上四味，以水七升，煮取二升，去滓，溫服七合，日三服。

少陰病，下利，咽痛，胸滿，心煩者，豬膚湯主之。

豬膚湯方

豬膚一斤

上一味，以水一斗，煮取五升，去滓，加白蜜一升，白粉五合，熬香，和令相得，分溫六服（白粉即米粉）。

少陰病，二三日咽中痛者，可與甘草湯；不瘥，與桔梗湯。

甘草湯方

甘草二兩

上一味，以水三升，煮取一升半，去滓，溫服七合，日二服。

桔梗湯方

桔梗一兩　甘草二兩

上二味，以水三升，煮取一升，去滓，溫分再服。

少陰病，咽中傷，生瘡，痛引喉旁，不能語言，聲不出者，苦酒湯主之。

苦酒湯方

半夏十四枚（洗，破如棗核） **雞子**一枚（去黃，納上苦酒著雞子殼中）

上二味，納半夏，著苦酒中，以雞子殼，置刀環中，安火上，令三沸，去滓，少少含咽之，不瘥，更作三劑。

少陰病，咽中痛，脈反浮者，半夏散及湯主之。

半夏散方

半夏（洗） **桂枝** **甘草**（炙）

上三味，等份，各別擣篩已，合治之，白飲和服方寸匕，日三服，若不能散服者，以水一升煎七沸，納散兩方寸匕，更煎三沸，下火令小冷，少少咽之。

少陰病，下利，白通湯主之。

白通湯方

葱白四莖 **乾薑**一兩 **附子**一枚（生用，去皮，破八片）

上三味，以水三升，煮取一升，去滓，分溫再服。

少陰病，下利，脈微者，與白通湯；利不止，厥逆無脈，乾嘔煩者，白通加豬膽汁湯主之；服湯後，脈暴出者死；微續者生。

白通加豬膽汁湯方

葱白四莖　**乾薑**一兩　**附子**一枚（生用，去皮，破八片）　**人尿**五合　**豬膽汁**一合

上五味，以水五升，先煮三物，取一升，去滓，納人尿，豬膽汁，和令相得，分溫再服。若無膽汁亦可用。

少陰病二三日不已，至四五日，腹痛，小便不利，四肢沉重疼痛，自下利者，此為有水氣，其人或咳，或小便不利，或下利，或嘔者，真武湯主之。

真武湯方

茯苓三兩　**芍藥**三兩　**白朮**二兩　**生薑**三兩（切）　**附子**一枚（炮，去皮，破八片）

上五味，以水八升，煮取三升，去滓，溫服七合，日三服。若咳者，加五味子半升，細辛、乾薑各一兩；若小便不利者，加茯苓一兩；若下利者，去芍藥，加乾薑二兩；若嘔者，去附子，加生薑足前成半斤。

少陰病，下利清穀，裡寒外熱，手足厥逆，脈微欲絕，身反不惡寒，其人面色赤，或腹痛，或乾嘔，或咽痛，或利止，脈不出者，通脈四逆湯主之。

通脈四逆湯方

甘草二兩（炙）　**附子**大者一枚（生用，去皮，破八片）　**乾薑**三

兩　人參一兩

上四味，以水三升，煮取一升二合，去滓，分溫再服，其脈即出者癒。面色赤者，加葱九莖；腹中痛者，去葱，加芍藥二兩；嘔者，加生薑二兩；咽痛者，去芍藥，加桔梗一兩；利止，脈不出者，去桔梗，加人參二兩。

少陰病，四逆，其人或咳，或悸，或小便不利，或腹中痛，或泄利下重者，四逆散主之。

四逆散方

甘草二兩（炙）　附子大者一枚　乾薑一兩半　人參二兩

上四味，擣篩，白飲和服方寸匕。咳者，去人參，加五味子、乾薑各五分，並主下利；悸者，加桂枝五分；小便不利者，加茯苓五分；泄利下重者，先以水五升，煮薤白三兩，取三升，去滓，以散三方寸匕納湯中，煮取一升半，分溫再服。

少陰病，下利六七日，咳而嘔，渴，心煩不得眠者，豬苓湯主之。

豬苓湯方

豬苓一兩（去皮）　茯苓一兩（去皮）　阿膠一兩　澤瀉一兩　滑石一兩

上五味，以水四升，先煮四物，取二升，去滓，納膠烊盡，溫服七合，日三服。

少陰病，得之二三日，口燥咽乾者，急下之，宜大承氣湯。

少陰病，自利清水，色純青，心下必痛，口乾燥者，可下之，宜大承氣湯。

少陰病，六七日，腹脹不大便者，急下之，宜大承氣湯。

少陰病，脈沉者，急溫之，宜四逆湯。

四逆湯方

甘草二兩（炙）　**附子**大者一枚（生用，去皮，破八片）　**乾薑**二兩半　**人參**二兩

上四味，以水三升，煮取一升二合，去滓，分溫再服。

少陰病，飲食入口即吐，或心中溫溫欲吐，復不能吐，始得之，手足寒，脈弦遲者，此胸中實，不可下也，當吐之；若膈上有寒飲，乾嘔者，不可吐也，當溫之，宜四逆湯。

少陰病，下利，脈微澀，嘔而汗出，必數更衣，反少者，當溫其上，灸之。

辨厥陰病脈證並治

厥陰之為病，消渴，氣上撞心，心中疼熱，飢而不欲食，食則吐蛔，下之，利不止。

厥陰中風，脈微浮，為欲癒；不浮，為未癒。

厥陰欲解時，從丑至卯上。

厥陰病，渴欲飲水者，少少與之，癒。

諸四逆厥者，不可下之，虛家亦然。

傷寒，先厥，後發熱而利者，必自止；見厥，復利。

傷寒，始發熱六日，厥反九日而利；凡厥利者，當不能食，今反能食者，恐為除中；食以索餅，不發熱者，知胃氣尚在，必癒；恐暴熱來出而復去也。後日脈之，其熱續在者，期之旦日夜半癒。

所以然者，本發熱六日，厥反九日，復發熱三日，並前六日亦為九日，與厥相應，故期之旦日夜半癒。後三日脈之，而脈數，其熱不罷者，此為熱氣有餘，必發癰膿也。

傷寒六七日，脈遲，而反與黃芩湯徹其熱，脈遲為寒，今與黃芩湯復除其熱，腹中應冷，今反能食，此名除中，必死。

傷寒，先厥後發熱，下利必自止，而反汗出，咽中痛者，其喉為痹；發熱，無汗，而利必自止；若不止，必便膿血，便膿血者，其喉不痹。

傷寒一二日，至四五日，厥者，必發熱。前熱者，後必厥；厥深者，熱亦深；厥微者，熱亦微；厥應下之，而反發汗者，必口傷爛赤。

傷寒病，厥五日，熱亦五日，設六日當復厥，不厥者自癒；厥終不過五日，以熱五日，知自癒。

凡厥者，陰陽氣不相順接，便為厥。厥者，手足逆冷是也。

傷寒，脈微而厥，至七八日，膚冷，其人躁無暫安時者，此為臟厥，非蛔厥也。蛔厥者，其人當吐蛔，今病者靜，而復時煩，此為臟寒，蛔上入其膈，故煩，須臾復止，得食而嘔，又煩者，蛔聞食臭出，其人當自吐蛔。蛔厥者，烏梅丸主之，又主久利。

烏梅丸方

烏梅三百枚　**細辛**六兩　**乾薑**十兩　**黃連**十六兩　**當歸**四兩　**附子**六兩（炮，去皮）　**蜀椒**四兩（出汗）　**桂枝**六兩（去皮）　**人參**六兩　**黃柏**六兩

上十味，異擣篩，合治之，以苦酒漬烏梅一宿，去核，蒸之，五斗米下，飯熟，擣成泥，和藥令相得，納臼中，與蜜，杵二千下，丸如梧桐子大，先食飲，服十丸，日三服，稍加至二十丸。禁生冷，滑物，臭食等。

傷寒，熱少，微厥，指頭寒，嘿嘿不欲食，煩躁，數日小便利色白者，此熱除也，欲得食，其病為癒；若厥而嘔，胸脇煩滿者，其後必便血。

病者手足厥冷，不結胸，小腹滿，按之痛者，此冷結在膀胱關元也。

傷寒發熱四日，厥反三日，復熱四日，厥少熱多者，其病當癒；四日至七日，熱不除者，必便膿血。

傷寒厥四日，熱反三日，復厥五日，其病為進，寒多熱少，陽氣退，故為進也。

傷寒六七日，脈微，手足厥冷，煩躁，灸厥陰，厥不還者，死。

傷寒，發熱，下利，厥逆，躁不得臥者，死。

傷寒，發熱，下利至甚，厥不止者，死。

傷寒六七日不利，便發熱而利，其人汗出不止者，死。有陰無陽故也。

傷寒五六日，不結胸，腹濡，脈虛，復厥者，不可下也，此為亡血，下之則死。

傷寒，發熱而厥，七日，下利者，為難治。

傷寒，脈促，手足厥逆，不可灸之。

傷寒，脈滑而厥者，裡有熱也，白虎湯主之。

白虎湯方

知母六兩　**石膏**一斤碎（綿裹）　**甘草**二兩（炙）　**粳米**六合

上四味，以水一斗，煮米熟，湯成去滓，溫服一升，日三服。

傷寒，手足厥逆，脈細欲絕者，當歸四逆加人參附子湯主之；若其人內有久寒者，當歸四逆加吳茱萸生薑附子湯主之。

當歸四逆加人參附子湯方

當歸三兩　桂枝三兩（去皮）　芍藥三兩　細辛三兩　甘草二兩（炙）　木通二兩　大棗二十五枚（擘）　人參三兩　附子一枚（炮，去皮，破八片）

上九味，以水八升，煮取三升，去滓，溫服一升，日三服。

當歸四逆加吳茱萸生薑附子湯方

吳茱萸二升　生薑半斤　附子一枚（炮，去皮，破八片）　當歸三兩　桂枝三兩（去皮）　芍藥三兩　細辛三兩　甘草二兩（炙）　木通二兩　大棗二十五枚（擘）

上十味，以水六升，清酒六升，和煮取三升，溫服一升，日三服。

大汗出，熱不去，內拘急，四肢疼，復下利，厥逆，而惡寒者，四逆湯主之。

四逆湯方

人參二兩　甘草二兩　乾薑一兩半　附子一枚（生用，去皮，破八片）

上四味，以水三升，煮取一升二合，去滓，分溫再服。若強人可用大附子一枚，乾薑二兩。

大汗，若大下利而厥逆冷者，四逆湯主之。

病人手足厥冷，脈乍緊者，邪結在胸中，心下滿而煩，飢不能食者，病在胸中，當須吐之，宜瓜蒂散。

瓜蒂散方

瓜蒂　赤小豆

上二味，各等份，異搗篩，合納臼中，更治之，別以香豉一合，用熱湯七合煮作稀糜，去滓，取汁和散一錢匕，溫頓服之，不吐者，少少加，得快吐乃止，諸亡血，虛家，不可與也。

傷寒，厥而心下悸者，宜先治水，當服茯苓甘草湯，却治其厥，不爾水漬入胃，必作利也。

茯苓甘草湯方

茯苓二兩　甘草一兩（炙）　生薑三兩（切）　桂枝二兩（去皮）

上四味，以水四升，煮取二升，去滓，分溫三服。

傷寒六七日，大下後，寸脈沉而遲，手足厥逆，下部脈不至，咽喉不利，唾膿血，泄利不止者，為難治，人參附子湯主之；不瘥，復以人參乾薑湯與之。

人參附子湯方

人參二兩　附子一枚　乾薑二兩（炮）　半夏半斤　阿膠二兩　柏

葉三兩

上六味，以水六升，煮取二升，去滓，納膠烊消，溫服一升，日再服。

人參乾薑湯方

人參二兩　附子一枚　乾薑三兩　桂枝二兩（去皮）　甘草二兩（炙）

上五味，以水二升，煮取一升，去滓，溫頓服之。

傷寒四五日，腹中痛，若轉氣下趨少腹者，此欲自利也。

傷寒，本自寒下，醫復吐、下之，寒格，更逆吐、下，麻黃升麻湯主之；若食入口即吐，乾薑黃芩黃連人參湯主之。

麻黃升麻湯方

麻黃二兩半（去節）　升麻一兩　知母一兩　黃芩一兩半　桂枝二兩　白朮一兩　甘草一兩（炙）

上七味，以水一斗，先煮麻黃去上沫，納諸藥，煮取三升，去滓，溫服一升，日三服。

乾薑黃芩黃連人參湯方

乾薑三兩　黃芩三兩　黃連三兩　人參三兩

上四味，以水六升，煮取二升，去滓，分溫再服。

下利，有微熱而渴，脈弱者，令自癒。

下利，脈數有微熱，汗出者，為欲癒，脈緊者，為未解。

下利，手足厥逆，無脈者，灸之不溫，若脈不還，反微喘者，死。少陰負趺陽者，為順也。

下利，寸脈反浮數，尺中自澀者，必清膿血，柏葉阿膠湯主之。

柏葉阿膠湯方

柏葉三兩　**阿膠**二兩　**乾薑**二兩（炮）　**牡丹**三兩

上四味，以水三升，先煮三味，取二升，去滓，納膠烊消，溫服一升，日再服。

下利清穀，不可攻表；汗出，必脹滿。

下利，脈沉弦者，下重也；脈大者，為未止；脈微弱數者，為欲自止，雖發熱，不死。

下利，脈沉而遲，其人面少赤，身有微熱，下利清穀者，必鬱冒，汗出而解，病人必微厥，所以然者，其面戴陽，下虛故也。

下利，脈數而渴者，令自癒，設不瘥，必清膿血，以有熱故也。

下利後，脈絕，手足厥冷，晬時脈還，手足溫者，生，脈不還者，死。

傷寒，下利日十餘行，脈反實者，死。

下利清穀，裡寒外熱，汗出而厥者，通脈四逆湯主之。

通脈四逆湯方

甘草二兩（炙）　附子大者一枚（生用）　乾薑三兩　人參二兩

上四味，以水三升，煮取一升二合，去滓，分溫再服，其脈出者癒。

熱利下重者，白頭翁湯主之。

白頭翁湯方

白頭翁二兩　黃連　黃柏　秦皮各三兩

上四味，以水七升，煮取二升，去滓，溫服一升，不癒，更服一升。

下利，其人虛極者，白頭翁加阿膠甘草湯主之。

白頭翁加阿膠甘草湯方

白頭翁二兩　甘草二兩　阿膠二兩　黃連三兩　黃柏三兩　秦皮三兩

上六味，以水七升，煮取二升半，去滓，納膠烊消，分溫三服。

下利，腹脹滿，身體疼痛者，先溫其裡，乃攻其表，溫裡宜四逆湯；攻表宜桂枝湯。

下利，欲飲水者，以有熱故也，白頭翁湯主之。

下利，譫語者，有燥屎也，宜小承氣湯。

下利後，更煩，按之心下濡者，為虛煩也，宜梔子豉湯。

下利，腹痛，若胸痛者，紫參湯主之。

紫參湯方

紫參半斤　甘草三兩

上二味，以水五升，先煮紫參，取二升，納甘草，煮取一升半，分溫再服。

氣利，訶黎勒散主之。

訶黎勒散方

訶黎勒十枚（煨）

上一味為散，粥飲和，頓服之。

嘔家，有癰膿者，不可治嘔，膿盡自癒。

嘔而胸滿者，吳茱萸湯主之。

乾嘔，吐涎沫，頭痛者，吳茱萸湯主之。

嘔而發熱者，小柴胡湯主之。

嘔而脈弱，小便復利，身有微熱，見厥者，難治，四逆湯主之。

乾嘔，吐逆，吐涎沫，半夏乾薑散主之。

半夏乾薑散方

半夏　乾薑各等份

上二味，杵為散，取方寸匕，漿水一升半，煮取七合，頓服之。

傷寒，大吐、大下之，極虛，復極汗者，以其人外氣怫鬱，復與之水，以發其汗，因得噦，所以然者，胃中寒冷故也。

傷寒，噦而腹滿，視其前後，知何部不利，利之則癒。

病人胸中似喘不喘，似嘔不嘔，似噦不噦，徹心中憒憒然無奈者，生薑半夏湯主之。

生薑半夏湯方

生薑一斤　半夏半升

上二味，以水三升，先煮半夏，取二升，納生薑汁，煮取一升，小冷，分四服，日三夜一，嘔止，停後服。

乾嘔，噦，若手足厥者，橘皮湯主之。

橘皮湯方

橘皮四兩　生薑半斤

上二味，以水七升，煮取三升，去滓，溫服一升，下咽即癒。

噦逆，其人虛者，橘皮竹茹湯主之。

橘皮竹茹湯方

橘皮二斤　竹茹二升　人參一兩　甘草五兩　生薑半斤　大棗三十枚

上六味，以水一斗，煮取三升，溫服一升，日三服。

諸嘔，穀不得下者，小半夏湯主之。

小半夏湯方

半夏一升　生薑半斤

上二味，以水七升，煮取一升半，分溫再服。

便膿血，相傳為病，此名疫利。其原因，於夏而發，於秋熱燥相搏，遂傷氣血，流於腸間，其後乃重，脈洪變數，黃連茯苓湯主之。

黃連茯苓湯方

黃連二兩　茯苓三兩　阿膠一兩半　芍藥三兩　黃芩三兩　半夏一升

上六味，以水一斗，先煮五味，取三升，去滓，納膠烊消，分溫三服。若胸中熱甚者，加黃連一兩，合前成三兩；腹滿者，加厚朴二兩；虛者，加甘草二兩，渴者，去半夏，加栝蔞根二兩。

病人嘔，吐涎沫，心痛，若腹痛發作有時，其脈反洪大者，此蟲之為病也，甘草粉蜜湯主之。

甘草粉蜜湯方

甘草二兩　**白粉**一兩（即鉛粉）　**蜜**四兩

上三味，以水三升，先煮甘草，取二升，去滓，納粉蜜攪令和，煎如薄粥，溫服一升，瘥，止後服。

厥陰病，脈弦而緊，弦則衛氣不行，緊則不欲食，邪正相搏，即為寒疝，繞臍而痛，手足厥冷，是其候也；脈沉緊者，大烏頭煎主之。

大烏頭煎方

烏頭大者五枚（熬去皮）

上一味，以水三升，煮取一升，去滓，納蜜二升，煎令水氣盡，取二升，強人服七合，弱人服五合，不瘥，明日更服。

寒疝，腹中痛，若脇痛裡急者，當歸生薑羊肉湯主之。

當歸生薑羊肉湯方

當歸三兩　**生薑**五兩　**羊肉**一斤

上三味，以水八升，煮取三升，溫服七合，日三服。寒多者，加生薑成一斤；痛多而嘔者，加橘皮二兩，白朮一兩；加生薑者，亦加水五升，煮取三升，分溫三服。

寒疝，腹中痛，手足不仁，若逆冷，若身疼痛，灸刺諸藥不能治者，烏頭桂枝湯主之。

烏頭桂枝湯方

烏頭五枚

上一味，以蜜二升，煮減半，去滓，以桂枝湯五合，解之，令得一升，初服二合，不知，即服三合；又不知，加至五合。其知者，如醉狀，得吐者為中病。

病人睪丸偏有大小，時有上下，此為狐疝，宜先刺厥陰之俞，後與蜘蛛散。

蜘蛛散方

蜘蛛十四枚（熬）　**桂枝**一兩

上二味，為散，以白飲和服方寸匕，日再服，蜜丸亦可。

寸口脈浮而遲，浮則為虛，遲則為勞；虛則衛氣不足，勞則榮氣竭。

趺陽脈浮而數，浮則為氣，數則消穀而大堅，氣盛則溲數，溲數則堅，堅數相搏，即為消渴。

消渴，小便多，飲一斗，小便亦一斗者，腎氣丸主之。

腎氣丸方

地黃八兩　**薯蕷**四兩　**山茱萸**四兩　**澤瀉**三兩　**牡丹皮**三兩　**茯苓**三兩　**桂枝**一兩　**附子**一枚（炮）

上八味，末之，煉蜜和丸，如梧子大，酒下十五丸，漸加至二十五丸，日再服，白飲下亦可。

消渴，脈浮有微熱，小便不利者，五苓散主之。

五苓散方

豬苓十八銖（去皮）　**澤瀉**一兩六銖　**白朮**十八銖　**茯苓**十八銖　**桂枝**半兩

上五味，為末，以白飲和服方寸匕，日三服，多飲暖水，汗出癒。

消渴，欲飲水，胃反而吐者，茯苓澤瀉湯主之。

茯苓澤瀉湯方

茯苓半斤　**澤瀉**四兩　**甘草**二兩　**桂枝**二兩　**白朮**三兩　**生薑**四兩

上六味，以水一斗，煮取三升，去滓，溫服一升，日三服。

消渴，欲得水而食飲不休者，文蛤湯主之。

文蛤湯方

文蛤五兩　麻黃三兩　甘草三兩　生薑三兩　石膏五兩　杏仁五十枚　大棗十二枚

上七味，以水六升，煮取二升，去滓，溫服一升，汗出即癒，若不汗，再服。

小便痛閟，下如粟狀，少腹弦急，痛引臍中，其名曰淋，此熱結在下焦也，小柴胡加茯苓湯主之。

小柴胡加茯苓湯方

柴胡半斤　黃芩三兩　人參二兩　半夏半升（洗）　甘草三兩　生薑二兩（切）　大棗十二枚（擘）　茯苓四兩

上八味，以水一斗二升，煮取六升，去滓，再煎，取三升，溫服一升，日三服。

卷十二 辨霍亂吐利病脈證並治

問曰：病有霍亂者何？

答曰：嘔吐而利，此名霍亂。

師曰：霍亂屬太陰，霍亂必吐利，吐利不必盡霍亂。霍亂者，由寒熱雜合混亂於中也。熱氣上逆故吐，寒氣下注故利，其有飲食不節，壅滯於中，上者，竟上則吐，下者，竟下則利，此名吐利，非霍亂也。

問曰：病有發熱，頭痛，身疼，惡寒，吐利者，此屬何病？

答曰：此非霍亂，霍亂自吐下，今惡寒，身疼，復更發熱，故知非霍亂也。霍亂嘔、吐、下利，無寒熱，脈濡弱者，理中湯主之。

理中湯方

人參三兩　白朮三兩　甘草三兩　乾薑三兩

上四味，以水八升，煮取三升，去滓，溫服一升，日三服。

先吐，後利，腹中滿痛，無寒熱，脈濡弱而澀者，此宿食也，白朮茯苓半夏枳實湯主之。

白朮茯苓半夏枳實湯方

白朮三兩　茯苓四兩　半夏一升　枳實一兩半

上四味，以水六升，煮取三升，去滓，分溫三服。

胸中滿，欲吐不吐，下利時疏，無寒熱，腹中絞痛，寸口脈弱而結者，此宿食在上故也，宜瓜蒂散。

瓜蒂散方

瓜蒂一分　赤小豆一分

上二味，杵為散，以香豉七合，煮取汁，和散一錢匕，溫服之，不吐者少加之，以快吐為度而止。

霍亂嘔、吐，下利清穀，手足厥冷，脈沉而遲者，四逆湯主之。

四逆湯方

甘草二兩（炙）　乾薑一兩半　附子一枚（生用，去皮，破八片）　人參二兩

上四味，以水六升，煮取三升，去滓，分溫三服。

吐、利，發熱，脈濡弱而大者，白朮石膏半夏乾薑湯主之。

白朮石膏半夏乾薑湯方

白朮三兩　石膏半斤（綿裹）　半夏半升　乾薑二兩

上四味，以水六升，煮取三升，去滓，分溫三服。口渴者，加人參二兩，黃連一兩。

嘔吐甚則蚘出，下利時密時疏，身微熱，手足厥冷，面色青，脈沉弦而緊者，四逆加吳茱萸黃連湯主之。

四逆加吳茱萸黃連湯方

附子一枚（生用，去皮，破八片）　乾薑一兩半　甘草二兩（炙）　人參二兩　吳茱萸半升　黃連一兩

上六味，以水六升，煮取二升，去滓，溫服一升，日再服。

霍亂吐、利，口渴，汗出，短氣，脈弱而濡者，理中加人參、栝蔞根湯主之。

理中加人參栝蔞根湯方

人參四兩　白朮三兩　甘草三兩　乾薑三兩　栝蔞根二兩

上五味，以水八升，煮取三升，去滓，溫服一升，日三服。

飲水即吐，食穀則利，脈遲而弱者，理中加附子湯主之。

理中加附子湯方

人參三兩　白朮三兩　甘草三兩　乾薑三兩　附子一枚

上五味，以水八升，煮取三升，去滓，溫服一升，日三服。

腹中脹滿而痛，時時上下，痛氣上則吐，痛氣下則利，脈濡而澀者，理中湯主之。

霍亂證，有虛實，因其人本有虛實，證隨本變故也，虛者脈濡而弱，宜理中湯；實者脈急而促，宜葛根黃連黃芩甘草湯。

葛根黃連黃芩甘草湯方

葛根半斤　黃連三兩　黃芩三兩　甘草二兩（炙）

上四味，以水八升，先煮葛根，減二升，去上沫，納諸藥，煮取二升，去滓，分溫再服。

霍亂，轉筋，必先其時已有寒邪留於筋間，傷其榮氣，隨證而發，脈當濡弱，反見弦急厥逆者，理中加附子湯主之。

霍亂已，頭痛，發熱，身疼痛，熱多，欲飲水者，五苓散主之；寒多，不飲水者，理中丸主之。

五苓散方

豬苓十八銖（去皮）　白朮十八銖　茯苓十八銖　桂枝半兩　澤瀉一兩六銖

上五味，擣為散，以白飲和服方寸匕，日三服。多飲暖水，汗出癒。將息如法。

理中丸方

人參三兩　**乾薑**三兩　**甘草**三兩　**白朮**三兩

上四味，擣篩，蜜和為丸，如雞子黃大，以沸湯數合和一丸，研碎溫服，日三服，夜二服，腹中未熱，可益至三四丸。

傷寒其脈微澀者，本是霍亂，今是傷寒，却四五日，至陰經上，若轉入陰者，必利；若欲似大便，而反失氣，仍不利者，此屬陽明也，便必硬，十三日癒。所以然者，經盡故也。

下利後，便當硬，硬則能食者，癒；今反不能食，到後經中，頗能食，復過一經亦能食，過之一日當癒，不癒者，不屬陽明也。

傷寒脈微而復利，利自止者，亡血也，四逆加人參湯主之。

四逆加人參湯方

甘草二兩（炙）　**附子**一枚（生用，去皮，破八片）　**乾薑**一兩半　**人參**三兩

上四味，以水三升，煮取一升二合，去滓，分溫再服。

吐、利止，而身痛不休者，當消息和解其外，宜桂枝湯。

吐、利，汗出，發熱，惡寒，四肢拘急，手足厥冷者，四

逆湯主之。

既吐且利，小便復利而大汗出，下利清穀，內寒外熱，脈微欲絕者，四逆湯主之。

吐已下斷，汗出而厥，四肢拘急不解，脈微欲絕者，通脈四逆加豬膽汁湯主之。

通脈四逆加豬膽汁湯方

甘草二兩（炙）　**乾薑**三兩　**附子**大者一枚（生用）　**豬膽汁**半合　**人參**二兩

上五味，以水三升，先煮四味，取一升，去滓，納豬膽汁攪勻，分溫再服。

吐、利後，汗出，脈平，小煩者，以新虛不勝穀氣故也。

辨痙陰陽易瘥後勞復病脈證並治

太陽病，發熱，無汗，而惡寒者，若脈沉遲，名剛痙。

太陽病，發熱，汗出，不惡寒者，若脈浮數，名柔痙。

太陽病，發熱，脈沉而細者，名曰痙，為難治。

太陽病，發汗太多，因致痙。

風病，下之則痙，復發汗，必拘急。

瘡家，不可發汗，汗出則痙。

病者身熱足寒，頸項強急，惡寒，時頭熱，面赤目赤，獨頭動搖，卒口噤，背反張者，痙病也。若發其汗，寒濕相得，其表益虛，則惡寒甚，發其汗已，其脈如蛇，暴腹脹大者，為未解；其脈如故，及伏弦者痙。

夫痙脈，按之緊而弦，直上下行。

痙病，有灸瘡者，難治。

太陽病，其證備，身體強几几然，脈反沉遲，此為痙，栝蔞桂枝湯主之。

栝蔞桂枝湯方

栝蔞根三兩　**桂枝**三兩（去皮）　**甘草**二兩（炙）　**芍藥**三兩　**生薑**二兩（切）　**大棗**十二枚（擘）

上六味，以水七升，微火煮取三升，去滓，適寒溫服一升，日三服。

太陽病，無汗，而小便反少，氣上衝胸，口噤不得語，欲作剛痙者，葛根湯主之。

葛根湯方

葛根四兩 **麻黃**三兩（去節） **桂枝**二兩 **甘草**二兩（炙） **芍藥**二兩 **生薑**三兩（切） **大棗**十二枚（擘）

上七味，以水一斗，先煮麻黃、葛根，減二升，去上沫，納諸藥，煮取三升，去滓，溫服一升，覆取微似汗，不汗再進一升，得汗停後服。

痙病，手足厥冷，發熱間作，唇青目陷，脈沉弦者，風邪入厥陰也，桂枝加附子當歸細辛人參乾薑湯主之。

桂枝加附子當歸細辛人參乾薑湯方

桂枝三兩 **芍藥**三兩 **甘草**二兩（炙） **當歸**四兩 **細辛**一兩 **附子**一枚（炮） **人參**二兩 **乾薑**一兩（炙） **生薑**三兩（切） **大棗**十二枚（擘）

上十味，以水一斗二升，煮取四升，去滓，溫服一升，日三服，夜一服。

痙病，本屬太陽，若發熱，汗出，脈弦而實者，轉屬陽明也，宜承氣輩與之。

痙病，胸滿，口噤，臥不著席，腳攣急，必齘齒，宜大承氣湯。

大承氣湯方

大黃四兩（酒洗）　**厚朴**半斤（去皮）　**枳實**五枚（炙）　**芒硝**三合

上四味，以水一斗，先煮枳實、厚朴取五升，去滓，納大黃，煮取二升，去滓，納芒硝，更上微火一兩沸，分溫再服，得一服下者，止後服。

傷寒陰陽易之為病，其人身體重，少氣，少腹裡急，或引陰中拘攣，熱上衝胸，頭重不欲舉，眼中生花，膝脛拘急者，燒褌散主之。

燒褌散方

剪取婦人中褌（ㄎㄨㄣ，舊稱褲子為「褌」），近隱處，燒灰，以水和服方寸匕，日三服，小便即利，陰頭微腫則癒。婦人病取男子褌襠燒，和服如法。

大病瘥後，勞復者，枳實梔子豉湯主之；若有宿食者，加大黃如博棋子大五六枚。

枳實梔子豉湯方

枳實三枚（炙） **梔子**十四枚（擘） **香豉**一升（綿裹）

上三味，以清漿水七升，空煮取四升，納枳實、梔子煮取二升，納香豉更煮五六沸，去滓，溫分再服，覆令微似汗。

傷寒瘥已後，更發熱者，小柴胡湯主之；脈浮者，以汗解之；脈沉實者，以下解之。

小柴胡湯方

柴胡八兩 **黃芩**三兩 **人參**三兩 **甘草**三兩（炙） **半夏**半升 **生薑**三兩（切） **大棗**十二枚（擘）

上七味，以水一斗二升，煮取六升，去滓，更煎取三升，溫服一升，日三服。

大病瘥後，從腰以下有水氣者，牡蠣澤瀉散主之。

牡蠣澤瀉散方

牡蠣 **澤瀉** **栝蔞根** **蜀漆**（洗去腥） **葶藶**（熬） **商陸根**（熬） **海藻**（洗去腥）

上七味等份，異擣，下篩為散，更入臼中治之，白飲和服方寸匕，日三服，小便利止後服。

大病瘥後，喜唾，久不了了，胸上有寒也，當以丸藥溫之，宜理中丸。

傷寒解後，虛羸少氣，氣逆欲吐者，竹葉石膏湯主之。

竹葉石膏湯方

竹葉二把　石膏一斤　半夏半升（洗）　人參三兩　麥門冬一升　甘草二兩（炙）　粳米半升

上七味，以水一斗，先煮六味，取六升，去滓，納粳米，煮米熟，湯成去米，溫服一升，日三服。

大病已解，而日暮微煩者，以病新瘥，人強與穀，脾胃之氣尚弱，不能消穀，故令微煩，損穀則癒。

卷十三

辨百合狐惑陰陽毒病脈證並治

百合病者，百脈一宗，悉致其病也，意欲食，復不能食，常默默，欲臥不能臥，欲行不能行，飲食或有美時，或有不欲聞食臭時，如寒無寒，如熱無熱，口苦，小便赤，諸藥不能治，得藥則劇吐利，如有神靈者，身形如和，其脈微數，每溺時頭痛者，六十日乃癒。

若溺時頭不痛，淅淅然者，四十日癒。若溺時快然，但頭眩者，二十日癒。

其證或未病而預見，或病四五日始見，或病至二十日，或一月後見者；各隨其證，依法治之。

百合病，見於發汗之後者，百合知母湯主之。

百合知母湯方

百合七枚（擘）　**知母**三兩（切）

上二味，先以水洗百合，漬一宿，當白沫出，去其水，另以泉水二升，煮取一升，去滓，別以泉水二升，煮知母取一升，去滓，後合煎取一升五合，分溫再服。

百合病，見於下之後者，百合滑石代赭湯主之。

百合滑石代赭湯方

百合七枚（擘）　**滑石**三兩（碎，綿裹）　**代赭石**如彈丸大一枚（碎，綿裹）

上三味，以水先洗，煮百合如前法，別以泉水二升，煮二味，取一升，去滓，合和，重煎，取一升五合，分溫再服。

百合病，見於吐之後者，百合雞子黃湯主之。

百合雞子黃湯方

百合七枚（擘）　**雞子黃**一枚

上二味，先洗煮百合如前法，去滓，納雞子黃，攪勻，頓服之。

百合病，不經發汗、吐下，病形如初者，百合地黃湯主之。

百合地黃湯方

百合七枚（擘）　**地黃汁**一升

上二味，先洗煮百合如上法，去滓，納地黃汁，煎取一升五合，分溫再服，中病勿更服，大便當如漆。

百合病，一月不解，變成渴者，百合洗方主之；不瘥，栝蔞牡蠣散主之。

百合洗方

百合一升

上一味，以水一斗，漬之一宿，以洗身，洗已，食煮餅，勿以鹽豉也。

栝蔞牡蠣散方

栝蔞根　牡蠣（熬）各等份

上二味，擣為散，白飲和服方寸匕，日三服。

百合病，變發熱者，百合滑石散主之。

百合滑石散方

百合一兩（炙）　**滑石**二兩

上二味，為散，飲服方寸匕，日三服，當微利，熱除則止後服。

百合病，見於陰者，以陽法救之；見於陽者，以陰法救之；見陽攻陰，復發其汗，此為逆，見陰攻陽，乃復下之，此亦為逆。

狐惑之為病，狀如傷寒，默默欲眠，目不得閉，臥起不安。蝕於喉為惑，蝕於陰為狐，不欲飲食，惡聞食臭，其面目乍赤，乍黑，乍白，蝕於上部則聲嗄，甘草瀉心湯主之；蝕於下部則咽乾，苦參湯洗之；蝕於肛者，雄黃薰之。

甘草瀉心湯方

甘草四兩（炙）　黃芩三兩　乾薑三兩　半夏升半　黃連一兩　大棗十二枚（擘）

上六味，以水一斗，煮取六升，去滓，再煎取三升，溫服一升，日三服。

苦參湯方

苦參一斤

上一味，以水一斗，煮取七升，去滓，薰洗，日三次。

雄黃散方

雄黃一兩

上一味，為末，筒瓦二枚合之，納藥於中，以火燒煙，向肛薰之。

病者脈數，無熱微煩，默默但欲臥，汗出，初得之三四日，目赤如鳩眼，七八日，目四眦黑，若能食者，膿已成也，赤豆當歸散主之。

赤豆當歸散方

赤小豆三升（浸令芽出，曝乾）　當歸十兩

上二味，杵為散，漿水服方寸匕，日三服。

陽毒之為病，面赤斑斑如錦紋，咽喉痛，唾膿血，五日可治，七日不可治，升麻鱉甲湯主之。

升麻鱉甲湯方

升麻二兩　蜀椒一兩（去汗）　雄黃半兩（研）　當歸一兩　甘草二兩　鱉甲一片（炙）

上六味，以水四升，煮取一升，頓服之，不瘥，再服，取汗。

陰毒之為病，面目青，身痛如被杖，咽喉痛，五日可治；七日不可治；升麻鱉甲湯去雄黃蜀椒主之。

升麻鱉甲去雄黃蜀椒湯方

升麻二兩　當歸一兩　甘草二兩　鱉甲一片

上四味，以水二升，煮取一升，去滓，頓服之，不瘥，再服。

辨瘧病脈證並治

師曰：瘧病其脈弦數者，熱多寒少；其脈弦遲者，寒多熱少。脈弦而小緊者，可下之；弦遲者，可溫之，弦緊者，可汗之，針之，灸之；浮大者，可吐之；弦數者，風發也，當於少陽中求之。

問曰：瘧病以月一發者，當以十五日癒，甚者當月盡解，如其不瘥，當云何？

師曰：此結為癥瘕，必有瘧母，急治之，宜鱉甲煎丸。

鱉甲煎丸方

鱉甲　柴胡　黃芩　大黃　牡丹皮　䗪蟲　阿膠

上七味，各等份，搗篩，煉蜜為丸，如梧桐子大，每服七丸，日三服，清酒下，不能飲者，白飲亦可。

師曰：陰氣孤絕，陽氣獨發，則熱而少氣煩悗，手足熱而欲嘔，此名癉瘧，白虎加桂枝人參湯主之。

白虎加桂枝人參湯方

知母六兩　石膏一斤　甘草二兩（炙）　粳米二合　桂枝三兩　人

參三兩

上六味，以水一斗，煮米熟，湯成去滓，溫服一升，日三服。

瘧病，其脈如平，身無寒，但熱，骨節疼煩，時作嘔，此名溫瘧，宜白虎加桂枝湯。

白虎加桂枝湯方（即前方去人參一味）

瘧病，多寒，或但寒不熱者，此名牡瘧，蜀漆散主之，柴胡桂薑湯亦主之。

蜀漆散方

蜀漆（洗去腥） **雲母**（燒二日夜） **龍骨**各等份

上三味，杵為散，未發前以漿水和服半錢匕。

柴胡桂薑湯方

柴胡半斤 **桂枝**三兩 **乾薑**二兩 **栝蔞根**四兩 **黃芩**三兩 **甘草**二兩（炙） **牡蠣**二兩（熬）

上七味，以水一斗，煮取六升，去滓，再煎取三升，溫服一升，日三服，初服微煩，再服，汗出便癒。

辨血痹虛勞病脈證並治

問曰：血痹之病，從何得之？

師曰：夫尊榮之人，骨弱，肌膚盛，重因疲勞汗出，臥不時動搖，加被微風，遂得之。但以脈寸口微濇，關上小緊，宜針引陽氣，令脈和，緊去則癒。

血痹，陰陽俱微，或寸口關上微，尺中小緊，外證身體不仁，如風痹狀，黃耆桂枝五物湯主之。

黃耆桂枝五物湯方

黃耆三兩　桂枝三兩　芍藥三兩　生薑六兩　大棗十二枚

上五味，以水六升，煮取二升，溫服七合，日三服。

男子平人，脈大為勞，極虛亦為勞。

男子面色薄者，主渴及亡血，卒喘悸，脈浮者，裡虛也。

男子脈虛沉弦，無寒熱，短氣，裡急，小便不利，面色白，時目瞑兼衄，少腹滿，此為勞使之然。

勞之為病，其脈浮大，手足煩，春夏劇，秋冬瘥，陰寒精自出，酸削不能行。

男子脈浮弱濇，為無子，精氣清冷。

失精家，少陰脈弦急，陰頭寒，目眩，髮落，脈極虛芤遲者，為清穀亡血失精；脈得諸芤動微緊者，男子則失精，女子則夢交，桂枝龍骨牡蠣湯主之。天雄散亦主之。

桂枝龍骨牡蠣湯方

桂枝三兩　芍藥三兩　甘草二兩（炙）　生薑三兩　大棗十二枚　龍骨三兩　牡蠣三兩

上七味，以水七升，煮取三升，去滓，分溫三服。

天雄散方

天雄三兩（炮）　白朮八兩　桂枝六兩　龍骨三兩

上四味，杵為散，酒服半錢匕，日三服，不知稍增，以知為度。

男子平人，脈虛弱細微者，喜盜汗也。

人年五六十，其脈大者，病痹，俠背行；若腸鳴，馬刀挾癭者，皆為勞得之也。其脈小沉遲者，病脫氣，疾行則喘渴；手足逆寒者，亦勞之為病也。

虛勞裡急，悸衄，腹中痛，夢失精，四肢酸疼，手足煩熱，咽乾口燥者，小建中湯主之。

小建中湯方

桂枝三兩　芍藥六兩　甘草三兩（炙）　生薑三兩　大棗十二枚　飴糖一升

上六味，以水七升，煮取三升，去滓，納膠飴，更上微火消解，溫服一升，日三服。

虛勞裡急，諸不足者，黃耆建中湯主之。

黃耆建中湯方

即小建中湯內加黃耆一兩半。煎服法同，氣短，胸滿者，加生薑一兩；腹滿者，去大棗，加茯苓一兩半；大便秘結者，去大棗，加枳實一兩半；肺氣虛損者，加半夏三兩。

虛勞，腰痛，少腹拘急，小便不利者，腎氣丸主之。

腎氣丸方

地黃八兩　**薯蕷**四兩　**山茱萸**四兩　**澤瀉**三兩　**牡丹皮**三兩　**茯苓**三兩　**桂枝**一兩　**附子**一枚（炮）

上八味，擣篩，煉蜜和丸，如梧桐子大，酒下十五丸，漸加至二十五丸，日再服，不能飲者，白飲下之。

虛勞虛煩不得眠，酸棗仁湯主之。

酸棗仁湯方

酸棗仁二升　**甘草**一兩　**知母**二兩　**茯苓**二兩　**芎藭**一兩

上五味，以水八升，煮酸棗仁，得六升，納諸藥，煮取三升，去滓，溫服一升，日三服。

五勞虛極，羸瘦腹滿，不能飲食，食傷，憂傷，飲傷，房室傷，飢傷，勞傷，經絡榮衛氣傷，內有乾血，肌膚甲錯，兩目黯黑，緩中補虛，大黃䗪蟲丸主之。

大黃䗪蟲丸方

大黃十兩　**黃芩**二兩　**甘草**三兩　**桃仁**一升　**杏仁**一升　**芍藥**四兩　**地黃**十兩　**乾漆**一兩　**虻蟲**一升　**水蛭**百枚　**蠐螬**一升　**䗪蟲**半升

上十二味，末之，煉蜜和丸，如小豆大，酒飲服五丸，日三服。

女勞，膀胱急，少腹滿，身盡黃，額上黑，足下熱，其腹脹如水狀，大便溏而黑，胸滿者，難治，硝石礬石散主之。

硝石礬石散方

硝石（熬黃）　**礬石**（燒）各等份

上二味，為散，大麥粥汁和服方寸匕，日三服，大便黑，小便黃，是其候也。

卷十四 辨咳嗽水飲黃汗歷節病脈證並治

師曰：咳嗽發於肺，不專屬於肺病也。五臟、六腑感受客邪，皆能致咳。所以然者，邪氣上逆，必乾於肺，肺為氣動，發聲為咳，欲知其源，必察脈息，為子條記，傳與後賢。

肺咳，脈短而澀。

假令浮而澀，知受風邪；緊短而澀，知受寒邪；數短而澀，知受熱邪；急短而澀，知受燥邪；濡短而澀，知受濕邪。此肺咳之因也。其狀則喘息有音，甚則唾血。

心咳，脈大而散。

假令浮大而散，知受風邪，緊大而散，知受寒邪；數大而散，知受熱邪；急大而散，知受燥邪；濡大而散，知受濕邪；此心咳之因也。其狀則心痛，喉中介介如梗，甚則咽腫，喉痹。

肝咳，脈弦而澀。

假令脈弦而澀，知受風邪；弦緊而澀，知受寒邪；弦數而澀，知受熱邪；弦急而澀，知受燥邪；弦濡而澀，知受濕邪；此肝咳之因也。其狀則兩脇下痛，甚則不可以轉，轉則兩胠下滿。

脾咳，脈濡而澀。

假令浮濡而澀，知受風邪；沉濡而澀，知受寒邪；數濡而澀，知受熱邪；急濡而澀，知受燥邪；遲濡而澀，知受濕邪；

此脾咳之因也。其狀右肋下痛，隱隱引背，甚則不可以動，動則咳劇。

腎咳，脈沉而濡。

假令沉弦而濡，知受風邪；沉緊而濡，知受寒邪；沉數而濡，知受熱邪；沉急而濡，知受燥邪；沉滯而濡，知受濕邪；此腎咳之因也。其狀則肩背相引而痛，甚則咳涎。

肺咳不已，則流於大腸，脈與肺同，其狀則咳而遺矢也。

心咳不已，則流於小腸，脈與心同，其狀則咳而失氣，氣與咳俱失也。

肝咳不已，則流於膽，脈與肝同，其狀則嘔苦汁也。

脾咳不已，則流於胃，脈與脾同，其狀則嘔，嘔甚則長蟲出也。

腎咳不已，則流於膀胱，脈與腎同，其狀則咳而遺溺也。

久咳不已，則移於三焦，脈隨證易，其狀則咳而腹滿，不欲食飲也。

咳而有飲者，咳不得臥，臥則氣急，此為實咳；不能言，言則氣短，此為虛咳。病多端，治各異法，謹守其道，庶可萬全。

咳家其脈弦者，此為有水，十棗湯主之。

十棗湯方

芫花（熬）　**甘遂**　**大戟**各等份

上三味，搗篩，以水一升五合，先煮肥大棗十枚，取八合，去滓，納藥末，強人服一錢匕，羸人服半錢匕，平旦溫服之，不下（者），明日更加半錢，得快利後，糜粥自養。

咳而氣逆，喉中作水雞聲者，射干麻黃湯主之。

射干麻黃湯方

射干三兩　**麻黃**三兩　**半夏**半升　**五味子**半升　**生薑**四兩　**細辛**三兩　**大棗**七枚

上七味，以水一斗二升，先煮麻黃，去上沫，納諸藥，煮取三升，分溫三服。

咳逆上氣，時唾濁痰，但坐不得眠者，皂莢丸主之。

皂莢丸方

皂莢八兩（刮去皮，酥炙）

上一味，末之，蜜丸如梧桐子大，以棗膏和湯，服三丸，日三服，夜一服。

咳而脈浮者，厚朴麻黃湯主之。

厚朴麻黃湯方

厚朴五兩　**麻黃**四兩　**石膏**如雞子大　**杏仁**半升　**半夏**半升　**五味子**半升

上六味，以水一斗，先煮麻黃，去沫，納諸藥，煮取三升，去滓，分溫三服。

咳而脈沉者，澤漆湯主之。

澤漆湯方

半夏半升　紫參五兩　澤漆三升　生薑五兩　人參三兩　甘草三兩（炙）

上六味，以東流水五斗，先煮澤漆，取一斗五升，納諸藥，煮取五升，溫服五合，日夜服盡。

咳而上氣，咽喉不利，脈數者，麥門冬湯主之。

麥門冬湯方

麥門冬七升　半夏一升　人參二兩　甘草二兩（炙）　粳米三合　大棗十二枚

上六味，以水一斗二升，煮取六升，去滓，溫服一升，日三服，夜三服。

咳逆倚息，不得臥，脈浮弦者，小青龍湯主之。

小青龍湯方

麻黄三兩　甘草三兩（炙）　桂枝三兩　芍藥三兩　五味子半升　乾薑三兩　半夏半升　細辛三兩

上八味，以水一斗，先煮麻黄，減二升，去上沫，納諸藥，煮取三升，去滓，分溫三服。

咳而胸滿，振寒脈數，咽乾不渴，時出濁唾腥臭，久久吐膿，如米粥者，此為肺癰，桔梗湯主之。

桔梗湯方

桔梗一兩　甘草二兩

上二味，以水三升，煮取二升，去滓，分溫再服。

咳而氣喘，目如脫狀，脈浮大者，此為肺脹，越婢加半夏湯主之；小青龍加石膏湯亦主之。

越婢加半夏湯方

麻黃六兩　石膏半斤　甘草二兩　生薑三兩　大棗十五枚　半夏半升

上六味，以水六升，先煮麻黃，去上沫，納諸藥，煮取三升，去滓，分溫三服。

小青龍加石膏湯方

即小青龍湯加石膏二兩。

咳而氣逆，喘鳴，迫塞胸滿而脹，一身面目浮腫，鼻出清涕，不聞香臭，此為肺脹，葶藶大棗瀉肺湯主之。

葶藶大棗瀉肺湯方

葶藶（熬令黃色，搗丸如彈子大） **大棗**十二枚

上二味，以水三升，先煮大棗取二升，去棗，納葶藶，煮取一升，頓服。

似咳非咳，唾多涎沫，其人不渴，此為肺冷，甘草乾薑湯主之。

甘草乾薑湯方

甘草四兩（炙） **乾薑**二兩（炮）

上二味，以水三升，煮取一升五合，去滓，分溫再服。

咳而唾涎沫不止，咽燥，口渴，其脈浮細而數者，此為肺痿，炙甘草湯主之。

炙甘草湯方

甘草四兩（炙） **桂枝**三兩 **麥門冬**半升 **麻仁**半升 **地黃**一斤 **阿膠**二兩 **人參**二兩 **生薑**三兩 **大棗**三十枚

上九味，以酒七升，水八升，先煮八味，取三升，去滓，納膠消盡，溫服一升，日三服。

問曰：飲病奈何？
師曰：飲病有四：曰痰飲，曰懸飲，曰溢飲，曰支飲。其

人素盛今瘦，水走腸間，瀝瀝有聲，為痰飲；水流脇下，咳唾引痛，為懸飲；水歸四肢，當汗不汗，身體疼重，為溢飲；水停膈下，咳逆倚息，短氣不得臥，其形如腫，為支飲。

水在心，則心下堅築，短氣，惡水不欲飲；水在肺，必吐涎沫，欲飲水；水在脾，則少氣身重；水在肝，則脇下支滿，嚏則脇痛；水在腎，則心下悸。

心下有留飲，其人必背寒冷如掌大，咳則肋下痛引缺盆。

胸中有留飲，其人必短氣而渴，四肢歷節痛。

夫平人食少飲多，水停心下，久久成病，甚者則悸，微者短氣，脈雙弦者寒也，脈偏弦者飲也。

夫短氣有微飲者，當從小便去之。

病者脈伏，其人欲自利，利反快，雖利，心下續堅滿，此為留飲，甘遂半夏湯主之。

甘遂半夏湯方

甘遂大者三枚　半夏十二枚　芍藥五枚　甘草如指大一枚（炙）

上四味，以水二升，煮取半升，去滓，以蜜半升和藥汁，煎取八合，頓服。

心下有痰飲，胸脇支滿，目眩，脈沉弦者，茯苓桂枝白朮甘草湯主之。

茯苓桂枝白朮甘草湯方

茯苓四兩　桂枝三兩　白朮三兩　甘草二兩（炙）

上四味，以水六升，煮取三升，去滓，分溫三服，小便利則瘉。

懸飲內痛，脈沉而弦者，十棗湯主之。
病溢飲者，當發其汗，大青龍湯主之，小青龍湯亦主之。

大青龍湯方

麻黃六兩（去節） **桂枝**二兩（去皮） **杏仁**四十個（去皮尖） **甘草**二兩（炙） **石膏**如雞子大（碎） **生薑**三兩（切） **大棗**十二枚（擘）

上七味，以水九升，先煮麻黃，減二升，去上沫，納諸藥，煮取三升，去滓，溫服一升，覆取微似汗，不汗再服。

膈間支飲，其人喘滿，心下痞堅，面色黧黑，其脈沉緊，得之數十日，醫吐下之不瘉者，木防己湯主之；不瘥，木防己去石膏加茯苓芒硝湯主之。

木防己湯方

木防己三兩 **石膏**雞子大十二枚 **桂枝**二兩 **人參**四兩

上四味，以水六升，煮取二升，去滓，分溫再服。

木防己去石膏加茯苓芒硝湯方

木防己二兩 **桂枝**二兩 **茯苓**四兩 **人參**四兩 **芒硝**三合

上五味，以水六升，煮取二升，去滓，納芒硝，再微煎，分溫再服，微利則癒。

心下有支飲，其人苦冒眩，澤瀉湯主之。

澤瀉湯方

澤瀉五兩　**白朮**二兩

上二味，以水二升，煮取一升，分溫再服。

支飲，胸滿者，厚朴大黃湯主之。

厚朴大黃湯方

厚朴八兩　**大黃**四兩

上二味，以水五升，煮取二升，去滓，溫服一升，不瘥再服。

支飲，不得息，葶藶大棗瀉肺湯主之。
支飲，口不渴，作嘔者，或吐水者，小半夏湯主之。

小半夏湯方

半夏一升　**生薑**半斤

上二味，以水七升，煮取一升半，去滓，分溫再服。

腹滿，口舌乾燥，腸間有水氣者，防己椒目葶藶大黃丸主之。

防己椒目葶藶大黃丸方

防己　椒目　葶藶　大黃各一兩

上四味，搗篩，煉蜜為丸，如梧桐子大，先食，飲服一丸，日三服，不知稍增。

膈間有水氣，嘔、吐、眩、悸者，小半夏加茯苓湯主之。

小半夏加茯苓湯方

半夏一升　生薑半斤　茯苓四兩

上三味，以水七升，煮取二升，去滓，分溫再服。

病人臍下悸，吐涎沫而頭眩者，此有水也，五苓散主之。

五苓散方

豬苓十八銖（去皮）　澤瀉一兩六銖　白朮十八銖　茯苓十八銖　桂枝半兩

上五味，搗為散，以白飲和方寸匕，日三服，多飲暖水，汗出癒，如法將息。

師曰：病有風水，有皮水，有正水，有石水，有黃汗。風水其脈自浮，其證骨節疼痛，惡風。皮水其脈亦浮，其證膚腫，按之沒指，不惡風，腹如鼓，不渴，當發其汗。正水其脈沉遲，其證為喘。石水其脈自沉，其證腹滿不喘，當利其小便。黃汗其脈沉遲，其證發熱，胸滿，四肢頭面腫，久不癒，必致癰膿。

脈浮而洪，浮則為風，洪則為氣。風氣相搏，風強則為癮疹，身體為癢，癢者為泄風，久為痂癩。氣強則為水，難以俯仰，身體洪腫，汗出乃癒。惡風則虛，此為風水，不惡風者，小便通利，上焦有寒，其口多涎，此為黃汗。

寸口脈沉滑者，中有水氣，面目腫大有熱，名曰風水。其人之目窠上微腫，如蠶新臥起狀，其頸脈動，時時咳，按其手足上，陷而不起者，亦曰風水。

太陽病，脈浮而緊，法當骨節疼痛，今反不痛，體重而酸，其人不渴，此為風水，汗出即癒，惡寒者此為極虛，發汗得之。

渴而不惡寒者，此為皮水。

身腫而冷，狀如周痹，胸中窒，不能食，反聚痛，躁不得眠，此為黃汗。

痛在骨節，咳而喘不渴者，此為正水，其狀如腫，發汗則癒。然諸病此者，若渴而下利，小便數者，皆不可發汗，但當利其小便。

心水為病，其身重而少氣，不得臥，煩躁，陰腫。

肝水為病，其腹大，不能自轉側，脇下痛，津液微生，小便續通。

肺水為病，其身腫，小便難，時時鴨溏。

脾水為病，其腹大，四肢苦重，津液不生，但苦少氣，小便難。

腎水為病，其腹大，臍腫，腰痛，不得溺，陰下濕如牛鼻上汗，其足逆冷，面反瘦。

諸有水者，腰以下腫，當利小便；腰以上腫，當發汗乃癒。

寸口脈沉而遲，沉則為水，遲則為寒，寒水相搏，脾氣衰則鶩溏，胃氣衰則身腫，名曰水分。

少陽脈卑，少陰脈細，男子則小便不利；婦人則經水不利，名曰血分。

婦人經水，前斷後病水者，名曰血分，此病難治；先病水，後經水斷，名曰水分，此病易治，水去則經自下也。

寸口脈沉而數，數則為出，沉則為入，出為陽實，入為陰結。趺陽脈微而弦，微則無胃氣，弦則不得息。少陰脈沉而滑，沉為在裡，滑則為實，沉滑相搏，血結胞門，其瘕不瀉，經絡不通，名曰血分。

問曰：病者苦水，面目身體皆腫，四肢亦腫，小便不利，脈之，不言水，反言胸中痛，氣上衝咽狀如炙肉，當感咳喘，審如師言，其脈何類？

師曰：寸口脈沉而緊，沉為水，緊為寒，沉緊相搏，結在關元，始時尚微，年盛不覺，陽衰之後，榮衛相干，陽損陰盛，結寒微動，腎氣上衝，咽喉塞噎，脇下急痛，醫以為留飲而大下之，沉緊不去，其病不除，復重吐之，胃家虛煩，咽燥欲飲水，小便不利，水穀不化，面目手足浮腫，又與葶藶下水，當時如小瘥，食飲過度，腫復如前，胸脇苦痛，象若奔豚，其水揚溢，則咳喘逆，當先攻其衝氣令止，乃治其咳，咳止，喘自瘥，先治新病，水當在後。

水之為病，其脈沉小者，屬少陰為石水；沉遲者，屬少陰為正水；浮而惡風者，為風水，屬太陽；浮而不惡風者，為皮水，屬太陽；虛腫者，屬氣分，發其汗即已，脈沉者，麻黃附子甘草湯主之；脈浮者，麻黃加朮湯主之。

麻黃附子甘草湯方

麻黃二兩　附子一枚（炮）　甘草二兩（炙）

上三味，以水七升，先煮麻黃，去上沫，納諸藥，煮取三升，去滓，分溫三服。

麻黃加朮湯方

麻黃三兩　桂枝二兩　杏仁七十個　甘草一兩（炙）　白朮四兩

上五味，以水九升，先煮麻黃，減二升，去上沫，納諸藥，煮二升半，去滓，溫服八合，覆取微汗，不汗再服，得汗停後服。

風水，脈浮，身重，汗出，惡風者，防己黃耆湯主之。

防己黃耆湯方

防己一兩　甘草五錢（炙）　白朮七錢半　黃耆一兩

上四味，銼如麻豆大，每抄五錢匕，生薑四片，大棗一枚，水一升半，煮取八合，去滓，溫服。喘者，加麻黃五錢；胃中不和者，加芍藥三分；氣上衝者，加桂枝三分；下有陳寒者，加細辛三分；服後當如蟲行皮中，從腰下如冰，後坐被上，又以一被繞腰下，溫令有微汗瘥。

風水，惡風，一身悉腫，脈浮不渴，續自汗出，無大熱者，越婢湯主之。

越婢湯方

麻黃六兩　石膏半斤　甘草二兩　生薑三兩　大棗十二枚

上五味，以水六升，先煮麻黃，去上沫，納諸藥，煮取三升，去滓，分溫三服。

皮水，四肢腫，水氣在皮膚中，四肢聶聶動者，防己茯苓湯主之。

防己茯苓湯

防己三兩　黃耆三兩　桂枝三兩　茯苓六兩　甘草二兩（炙）

上五味，以水六升，煮取三升，分溫三服。

裡水，一身面目黃腫，其脈沉，小便不利，甘草麻黃湯主之；越婢加朮湯亦主之。

甘草麻黃湯方

甘草二兩　麻黃四兩

上二味，以水五升，先煮麻黃，去上沫，納甘草，煮取三升，去滓，溫服一升，復令汗出，不汗再服。

越婢加朮湯方

麻黃六兩　**石膏**半斤　**甘草**二兩（炙）　**生薑**三兩　**大棗**十五枚　**白朮**四兩

上六味，以水六升，先煮麻黃，去上沫，納諸藥，煮取三升，分溫三服。

問曰：黃汗之為病，身體腫，若重汗出而發熱口渴，狀如風水，汗沾衣，色正黃如柏汁，脈自沉，從何得之？

師曰：以汗出入水中浴，水從汗孔入得之，宜黃耆芍藥桂枝湯。

黃耆芍藥桂枝湯方

黃耆五兩　**芍藥**三兩　**桂枝**三兩

上三味，以苦酒一升，水七升，相合，煮取三升，去滓，溫服一升，當心煩，服至六七日乃解；若心煩不止者，以苦酒阻故也，以美酒醢（ㄏㄞˇ，肉醬）易之。

黃汗之病，兩脛自冷，假令發熱，此屬歷節，食已汗出，暮常盜汗，此榮氣熱也。

若汗出已，反發熱者，久久身必甲錯；若發熱不止者，久久必生惡瘡；若身重，汗出已，輒輕者，久久身必瞤，瞤即胸痛；又從腰以上汗出，以下無汗，腰髖弛痛，如有物在皮中狀，劇則不能食，身疼重，煩躁，小便不利，此為黃汗，桂枝加黃耆湯主之。

桂枝加黃耆湯方

桂枝三兩　芍藥三兩　甘草二兩（炙）　生薑三兩（切）　大棗十二枚　黃耆二兩

上六味，以水八升，煮取三升，去滓，溫服一升，日三服。

寸口脈沉而弱，沉即主骨，弱即主筋，沉即為腎，弱即為肝，汗出入水中，如水傷心，歷節痛，黃汗出，故曰歷節。

味酸則傷筋，筋傷則緩，名曰泄；鹹則傷骨，骨傷則痿，名曰枯；枯泄相搏，名曰斷泄。榮氣不通，衛不獨行，榮衛俱微，三焦無禦，四屬斷絕，身體羸瘦，獨足腫大，黃汗出，兩脛熱，便為歷節。

少陰，脈浮而弱，弱則血不足，浮則為風，風血相搏，即疼痛如掣。

肥盛之人，脈澀小，短氣，自汗出，歷節疼，不可屈伸，此皆飲酒汗出當風所致也。

諸肢節疼痛，身體羸瘦，腳腫如脫，頭眩短氣，溫溫欲吐者，桂枝芍藥知母甘草湯主之。

桂枝芍藥知母甘草湯方

桂枝三兩　芍藥三兩　知母二兩　甘草二兩

上四味，以水六升，煮取三升，去滓，溫服一升，日三服。

病歷節，疼痛，不可屈伸，脈沉弱者，烏頭麻黃黃耆芍藥甘草湯主之。

烏頭麻黃黃耆芍藥甘草湯方

烏頭五枚（切）　麻黃三兩　黃耆三兩　芍藥三兩　甘草三兩

上五味，先以蜜二升煮烏頭，取一升，去滓，別以水三升煮四味，取一升，去滓，納蜜再煮，一二沸，服七合，不知，盡服之。

病歷節，疼痛，兩足腫，大小便不利，脈沉緊者，甘草麻黃湯主之；脈沉而細數者，越婢加白朮湯主之。

師曰：寸口脈遲而澀，遲則為寒，澀為血不足；趺陽脈微而遲，微則為氣，遲則為寒，胃氣不足，則手足逆冷，榮衛不利，則腹滿腸鳴相逐，氣轉膀胱，榮衛俱勞。陽氣不通即身冷，陰氣不通即骨疼；陽前通則惡寒，陰前通則痹不仁。陰陽相得，其氣乃行；大氣一轉，寒氣乃散；實則失氣，虛則遺溺，名曰氣分。

氣分，心下堅，大如盤，邊如旋杯，桂枝甘草麻黃生薑大棗細辛附子湯主之。

桂枝甘草麻黃生薑大棗細辛附子湯方

桂枝三兩　甘草二兩（炙）　麻黃二兩　生薑三兩（切）　大棗十二枚　細辛三兩　附子一枚（炮）

上七味，以水七升，先煮麻黃去沫，納諸藥，煮取三升，分溫三服，汗出即癒。

水飲，心下堅，大如盤，邊如旋杯，枳實白朮湯主之。

枳實白朮湯方

枳實七枚　白朮二兩

上二味，以水五升，煮取三升，去滓，分溫三服。

小便不利，其人有水氣，若渴者，栝蔞瞿麥薯蕷丸主之。

栝蔞瞿麥薯蕷丸方

栝蔞根二兩　瞿麥一兩　薯蕷三兩　附子一枚（炮）　茯苓三兩

上五味，末之，煉蜜為丸，如梧桐子大，飲服二丸，日三服，不知可增至七八丸，以小便利，腹中溫為知。

小便不利，其人有水氣在血分者，滑石亂髮白魚散主之；茯苓白朮戎鹽湯亦主之。

滑石亂髮白魚散方

滑石一斤　亂髮一斤（燒）　白魚一斤

上三味杵為散，飲服方寸匕，日三服。

茯苓白朮戎鹽湯方

茯苓半斤　白朮二兩　戎鹽二枚（彈丸大）

上三味，先以水一斗，煮二味，取三升，去滓，納戎鹽，更上微火一二沸化之，分溫三服。

卷十五

辨瘀血吐衄下血瘡癰病脈證並治

病人胸滿、唇痿、舌青、口燥，但欲嗽水，不欲咽，無寒熱，脈微大來遲，腹不滿，其言我滿，此為有瘀血。

病人如有熱狀，煩滿，口乾燥而渴，其脈反無熱，此為陰伏，是瘀血也，當下之，宜下瘀血湯。

下瘀血湯方

大黃三兩　桃仁二十枚　䗪蟲二十枚（去足）

上三味，末之，煉蜜和丸，以酒一升，水一升，煮取八合，頓服之，血下如豚肝瘉。

膈間停留瘀血，若吐血色黑者，桔梗湯主之。

桔梗湯方

桔梗一兩　甘草二兩

上二味，以水三升，煮取一升，去滓，分溫再服。

吐血不止者，柏葉湯主之；黃土湯亦主之。

柏葉湯方

柏葉三兩　乾薑三兩　艾葉三把

上三味，以水五升，取馬通汁一升，合煮取一升，分溫再服。

黃土湯方

灶中黃土半斤　甘草三兩　地黃三兩　白朮三兩　附子三兩（炮）　阿膠三兩　黃芩三兩

上七味，以水八升，煮取三升，分溫三服。

心氣不足，吐血，若衄血者，瀉心湯主之。

瀉心湯方

大黃二兩　黃連一兩

上二味，以水三升，煮取一升，去滓，頓服之。

下血，先便而後血者，此遠血也，黃土湯主之。
下血，先血而便者，此近血也，赤豆當歸散主之。

赤豆當歸散方

赤小豆三升（浸令毛出，曝乾）　當歸十兩

上二味，杵為散，漿水和服方寸匕，日三服。

師曰：病人面無色，無寒熱，脈沉弦者，必衄血；脈浮而弱，按之則絕者，必下血，煩咳者，必吐血。

從春至夏衄血者，屬太陽也；從秋至冬衄血者，屬陽明也。

尺脈浮，目睛暈黃者，衄未止也；黃去睛慧了者，知衄已止。

問曰：寸口脈微浮而澀，法當亡血，若汗出，設不汗出者云何？

師曰：若身有瘡，被刀斧所傷，亡血故也，此名金瘡。無膿者，王不留行散主之；有膿者，排膿散主之，排膿湯亦主之。

王不留行散方

王不留行十分（燒）　蒴藋細葉十分（燒）　桑根白皮十分（燒）　甘草十八分　黃芩二分　蜀椒三分（去目）　厚朴二分　乾薑二分　芍藥二分

上九味，為散，飲服方寸匕，小瘡即粉之，大瘡但服之，產後亦可服。

排膿散方

枳實十六枚　芍藥六分　桔梗二分

上三味，杵為散，取雞子黃一枚，以藥散與雞黃相等，揉和令相得，飲和服之，日一服。

排膿湯方

甘草二兩　桔梗三兩　生薑一兩　大棗十枚

上四味，以水三升，煮取一升，溫服五合，日再服。

浸淫瘡，從口流向四肢者，可治，從四肢流來入口者，不可治。

浸淫瘡，黃連粉主之。

黃連粉方

黃連十分　甘草十分

上二味，搗為末，飲服方寸匕，並粉其瘡上。

諸脈浮數，法當發熱，而反灑淅惡寒，若有痛處，當發其癰。

師曰：諸癰腫者，欲知有膿無膿？以手掩腫上，熱者，為有膿；不熱者，為無膿也。

腸癰之為病，其身甲錯，腹皮急，按之濡，如腫狀，腹無積聚，身無熱，脈數，此為腸內有癰也，薏苡附子敗醬散主之。

薏苡附子敗醬散方

薏苡十分　**附子**二分　**敗醬**五分

上三味，杵為末，取方寸匕，以水二升，煮減半，去滓，頓服，小便當下血。

少腹腫痞，按之即痛如淋，小便自調，時時發熱，自汗出，復惡寒，此為腸外有癰也；其脈沉緊者，膿未成也，下之當有血；脈洪數者，膿已成也，可下之，大黃牡丹湯主之。

大黃牡丹湯方

大黃四兩　**牡丹**一兩　**桃仁**五十個　**冬瓜子**半升　**芒硝**三合

上五味，以水六升，煮取一升，去滓，頓服之，有膿者當下膿，無膿者當下血。

辨胸痹病脈證並治

師曰：夫脈當取太過不及，陽微陰弦，即胸痹而痛；所以然者，責其極虛也，今陽虛，知在上焦，胸痹而痛者，以其脈弦故也。

平人無寒熱，胸痹，短氣不足以息者，實也。

胸痹，喘、息、咳、唾，胸背痛，寸脈沉遲，關上小緊數者，栝蔞薤白白酒湯主之。

栝蔞薤白白酒湯方

栝蔞實一枚（搗）　**薤白**半斤　**白酒**七升

上三味，同煮取二升，分溫再服。

胸痹不得臥，心痛徹背者，栝蔞薤白半夏湯主之。

栝蔞薤白半夏湯方

栝蔞實一枚（搗）　**薤白**三兩　**半夏**半升　**白酒**一斗

上四味，同煮取四升，去滓，溫服一升，日三服。

胸痹，心中痞，留氣結在胸，胸滿，脇下逆搶心者，枳實薤白桂枝厚朴栝蔞湯主之；桂枝人參湯亦主之。

枳實薤白桂枝厚朴栝蔞湯方

枳實四枚　薤白半斤　桂枝一兩　厚朴四兩　栝蔞一枚（擣）

上五味，以水五升，先煮枳實、厚朴取二升，去滓，納諸藥，煮數沸，分溫三服。

桂枝人參湯方

桂枝四兩　人參三兩　甘草三兩　乾薑三兩　白朮三兩

上五味，以水一斗，先煮四味，取五升，納桂枝，更煮取三升，去滓，溫服一升，日三服。

胸痹，胸中氣塞，或短氣者，此胸中有水氣也，茯苓杏仁甘草湯主之；橘皮枳實生薑湯亦主之。

茯苓杏仁甘草湯方

茯苓二兩　杏仁五十個　甘草一兩（炙）

上三味，以水一斗，煮取五升，去滓，溫服一升，日三服，不瘥更服。

橘皮枳實生薑湯方

橘皮一斤　枳實三兩　生薑半斤

上三味，以水五升，煮取二升，去滓，分溫再服。

胸痹，時緩時急者，薏苡附子散主之。

薏苡附子散方

薏苡十五兩　**大附子**十枚（炮）

上二味，杵為散，白飲服方寸匕，日三服。

胸痹，心中懸痛者，桂枝生薑枳實湯主之。

桂枝生薑枳實湯方

桂枝五兩　**生薑**三兩　**枳實**五枚

上三味，以水六升，煮取三升，去滓，分溫三服。

胸痹，胸痛徹背，背痛徹胸者，烏頭赤石脂丸主之。

烏頭赤石脂丸方

烏頭一兩　**蜀椒**一兩　**附子**半兩　**乾薑**一兩　**赤石脂**一兩

上五味，末之，蜜為丸，如梧子大，先食，服一丸，日三服，不知稍增，以知為度。

胸痹，其人常欲蹈其胸上，先未苦時，但欲飲熱者，旋覆花湯主之。

旋覆花湯方

旋覆花三兩　葱十四莖　新絳少許

上三味，以水三升，煮取一升，頓服。

胸痹，心下悸者，責其有痰也，半夏麻黃丸主之。

半夏麻黃丸方

半夏　麻黃各等份

上二味，末之，煉蜜和丸，如小豆大，飲服三丸，日三服。

胸痹，心下痛，或有惡血積冷者，九痛丸主之。

九痛丸方

附子三兩　狼毒四兩　巴豆一兩（去皮心，熬研如脂）　人參一兩　乾薑一兩　吳茱萸一兩

上六味，末之，蜜丸如梧桐子大，酒下，強人初服三丸，日三服，弱者二丸。兼治卒中惡，腹脹痛，口不能言。又治連年積冷、流注、心胸痛、冷氣上衝、落馬、墜車、血疾等，皆主之；忌口如常法。

卷十六

辨婦人各病脈證並治

師曰：婦人得平脈，陰脈小弱，其人嘔，不能食，無寒熱，此為妊娠，桂枝湯主之。於法六十日當有此證，設有醫治逆者，却一月；加吐下者，則絕之。

桂枝湯方

桂枝三兩（去皮） **芍藥**三兩 **甘草**二兩（炙） **生薑**三兩（切） **大棗**十二枚（擘）

上五味，以水七升，煮取三升，去滓，分溫三服。

婦人宿有癥病，經斷未及三月，而得漏下不止，胎動在臍上者，此為癥痼害。妊娠六月動者，前三月經水利時，胎也；下血者，斷後三月衃（ㄏㄨㄞˋ，凝血）也；所以血不止者，其癥不去故也，當下其癥，桂枝茯苓丸主之。

桂枝茯苓丸方

桂枝 茯苓 牡丹 桃仁 芍藥各等份

上五味，末之，煉蜜為丸，如兔屎大，每日食前服一丸。不知，可漸加至三丸。

婦人懷孕六七月，脈弦，發熱，其胎愈脹，腹痛惡寒，少腹如扇，所以然者，子臟開故也，當以附子湯溫之。

附子湯方

附子二枚（炮，去皮，破八片） 茯苓三兩 人參二兩 白朮四兩 芍藥三兩

上五味，以水八升，煮取三升，去滓，溫服一升，日三服。

師曰：婦人有漏下者；有半產後續下血都不絕者；假令妊娠腹中痛者，此為胞阻，膠艾湯主之。

膠艾湯方

地黃六兩 芎藭二兩 阿膠二兩 艾葉三兩 當歸三三兩 芍藥四兩 甘草二兩

上七味，以水五升，清酒三升，煮六味，取三升，去滓，納膠烊消，溫服一升，日三服，不瘥更作。

婦人懷妊，腹中㽲痛，當歸芍藥散主之。

當歸芍藥散方

當歸三兩 芍藥一斤 茯苓四兩 白朮四兩 澤瀉半斤 芎藭三兩

上六味，杵為散，取方寸匕，溫酒和，日三服。

妊娠，嘔吐不止，乾薑人參半夏丸主之。

乾薑人參半夏丸方

乾薑一兩　人參一兩　半夏二兩

上三味，末之，以生薑汁糊為丸，如梧子大，每服飲下五丸，日三服。

妊娠，小便難，飲食如故，當歸貝母苦參丸主之。

當歸貝母苦參丸方

當歸四兩　貝母四兩　苦參四兩

上三味，末之，煉蜜為丸，如小豆大，飲服三丸，加至十丸，日三服。

妊娠，有水氣，小便不利，灑淅惡寒，起即頭眩，葵子茯苓散主之。

葵子茯苓散方

葵子一斤　茯苓三兩

上二味，杵為散，飲服方寸匕，日三服，小便利則癒。

婦人妊娠，身無他病，宜常服當歸散，則臨產不難，產後亦免生他病。

當歸散方

當歸一斤 **黃芩**一斤 **芍藥**一斤 **芎藭**一斤 **白朮**半斤

上五味，杵為散，酒服方寸匕，日再服。

妊娠，身有寒濕，或腹痛，或心煩，心痛，不能飲食，其胎躍躍動者，宜養之，白朮散主之。

白朮散方

白朮 **芎藭** **蜀椒**（去目汗） **牡蠣**各等份

上四味，杵為散，酒服一錢匕，日三服，夜一服。

婦人懷身七月，腹滿不得小便，從腰以下如有水狀，此太陰當養不養，心氣實也，宜瀉勞宮，關元，小便利則癒。

問曰：新產婦人有三病，一者病痙，二者鬱冒，三者大便難，何謂也？

師曰：新產血虛多汗出，喜中風，故令病痙；亡血，復汗，寒多，故令鬱冒；亡津液胃燥，故大便難。

產婦鬱冒，其脈微弱，嘔不能食，大便反堅，但頭汗出。所以然者，血虛而厥，厥則必冒，冒家欲解，必大汗出；以血虛下厥，孤陽上出，故頭汗出也。所以產婦喜汗出者，亡陰血虛，陽氣獨盛，故當汗出，陰陽乃復；大便堅，嘔不能食者，小柴胡湯主之。

小柴胡湯方

柴胡半斤　**黃芩**三兩　**人參**三兩　**甘草**三兩　**半夏**半斤（洗）　**生薑**三兩（切）　**大棗**十二枚（擘）

上七味，以水一斗，煮取六升，去滓，再煎取三升，溫服一升，日三服。

病解，能食，七八日更發熱者，此為胃實，大承氣湯主之。

大承氣湯方

大黃四兩（酒洗）　**厚朴**半斤（炙去皮）　**枳實**五枚（炙）　**芒硝**三合

上四味，以水一斗，先煮二物，取五升，去滓，納大黃，更煮取二升，去滓，納芒硝，更上微火一兩沸，分溫再服，得下，停後服。

產後腹中㽲痛，若虛寒不足者，當歸生薑羊肉湯主之。

當歸生薑羊肉湯方

當歸三兩　**生薑**五兩　**羊肉**一斤

上三味，以水八升，煮取三升，去滓，溫服一升，日三服。

產後腹痛，煩滿不得臥，不可下也，宜枳實芍藥散和之。

枳實芍藥散方

枳實　芍藥等份

上二味，杵為散，服方寸匕，日三服，麥粥下之。

師曰：產後腹痛，法當以枳實芍藥散；假令不癒，必腹中有瘀血著臍下也，下瘀血湯主之。

下瘀血湯方

大黃三兩　桃仁二十枚（去皮尖）　䗪蟲二十枚（去足）

上三味，末之，煉蜜和丸，以酒一升，煮取八合，頓服之，當下血如豚肝。

產後七八日，無太陽證，少腹堅痛，此惡露不盡也；若不大便，煩躁，發熱，脈微實者，宜和之；若日晡所煩躁，食則譫語，至夜即癒者，大承氣湯主之。（方見前）

產後中風，數十日不解，頭痛，惡寒，發熱，心下滿，乾嘔，續自微汗出，小柴胡湯主之。（方見前）

產後中風，發熱，面赤，頭痛，汗出而喘，脈弦數者，竹葉湯主之。

竹葉湯方

竹葉一把　葛根三兩　桔梗一兩　人參一兩　甘草一兩　生薑五兩　大棗十五枚（擘）

上七味，以水八升，煮取三升，去滓，溫服一升，日三服。

產後煩亂，嘔逆，無外證者，此乳中虛也，竹皮大丸主之。

竹皮大丸方

竹茹二分　石膏二分　桂枝一分　甘草七分　白薇一分

上五味，末之，棗肉和丸，如彈子大，飲服一丸，日三服，夜二服，有熱者倍白薇。

產後下利，脈虛極者，白頭翁加甘草阿膠湯主之。

白頭翁加甘草阿膠湯方

白頭翁二兩　黃連三兩　柏皮三兩　秦皮三兩　甘草二兩　阿膠二兩

上六味，以水五升，先煮五味，取三升，去滓，納膠烊消，分溫三服。

婦人咽中如有炙臠者，半夏厚朴茯苓生薑湯主之。

半夏厚朴茯苓生薑湯方

半夏一升　**厚朴**三兩　**茯苓**四兩　**生薑**五兩

上四味，以水一斗，煮取四升，去滓，溫服一升，日三服，夜一服，痛者加桔梗一兩。

婦人臟躁，悲傷欲哭，數欠伸，象如神靈所作者，甘草小麥大棗湯主之。

甘草小麥大棗湯方

甘草三兩　**小麥**一升　**大棗**十枚（擘）

上三味，以水六升，煮取三升，去滓，分溫三服。

婦人吐涎沫，醫反下之，心下即痞，當先治其涎沫，後治其痞，治吐宜桔梗甘草茯苓澤瀉湯；治痞宜瀉心湯。

桔梗甘草茯苓澤瀉湯方

桔梗三兩　**甘草**二兩　**茯苓**三兩　**澤瀉**二兩

上四味，以水五升，煮取三升，去滓，溫服一升，日三服。

瀉心湯方

大黃二兩　**黃連**一兩

上二味，以麻沸湯二升，漬之，須臾絞去滓，分溫再服。

婦人之病，因虛積冷結，為諸經水斷絕，血結胞門。或繞臍疼痛，狀如寒疝；或痛在關元，肌若魚鱗；或陰中掣痛，少腹惡寒；或引腰脊，或下氣街；此皆帶下。萬病一言，察其寒、熱、虛、實、緊、弦，行其針藥，各探其源，子當辨記，勿謂不然。

問曰：婦人年五十所，病下血數十日不止，暮即發熱，少腹裡急，腹滿，手掌煩熱，唇口乾燥，何也？

師曰：此病屬帶下，何以知之？曾經半產，瘀血在少腹不去，故唇口乾燥也，溫經湯主之。

溫經湯方

吳茱萸三兩　**當歸**二兩　**芎藭**二兩　**芍藥**二兩　**人參**二兩　**桂枝**二兩　**阿膠**二兩　**牡丹皮**二兩　**甘草**二兩　**生薑**二兩

上十味，以水一斗，煮取三升，去滓，日三服，每服一升，溫飲之。

經水不利，少腹滿痛，或一月再經者，土瓜根散主之。陰腫者，亦主之。

土瓜根散方

土瓜根三分　**芍藥**三分　**桂枝**三分　**䗪蟲**三枚

上四味，杵為散，酒服方寸匕，日三服。

婦人半產若漏下者，旋覆花湯主之；脈虛弱者，黃耆當歸湯主之。

旋覆花湯方

旋覆花三兩　葱十四莖　新絳少許

上三味，以水三升，煮取一升，去滓，頓服之。

黃耆當歸湯方

黃耆三兩　當歸半兩

上二味，以水五升，煮取三升，去滓，溫服一升，日三服。

婦人陷經，漏下色黑如塊者，膠薑湯主之。

膠薑湯方

阿膠三兩　地黃六兩　芎藭二兩　生薑三兩（切）　當歸三兩　芍藥三兩　甘草二兩（炙）

上七味，以水五升，清酒三升，先煮六味，取三升，去滓，納膠烊消，溫服一升，日三服。

婦人少腹滿如敦狀，小便微難而不渴，或經後產後者，此為水與血俱結在血室也，大黃甘遂阿膠湯主之。

大黃甘遂阿膠湯方

大黃四兩　**甘遂**二兩　**阿膠**二兩

上三味，以水三升，煮二味，取一升，去滓，納膠烊消，溫頓服之。

婦人時腹痛，經水時行時止，止而復行者，抵當湯主之。

抵當湯方

水蛭三十個（熬）　**虻蟲**三十個（去翅足）　**桃仁**三十個　**大黃**三兩

上四味，以水五升，煮取三升，去滓，溫服一升，不下更服。

婦人經水閉，臟堅癖，下白物不止，此中有乾血也，礬石丸主之。

礬石丸方

礬石三分（燒）　**杏仁**一分

上二味，末之，煉蜜為丸，棗核大，納臟中，劇者再納之。

婦人六十二種風證，腹中氣血如刺痛者，紅藍花酒主之。

紅藍花酒方

紅藍花一兩

上一味，以酒一斗，煎減半，去滓，分溫再服。

婦人腹中諸病痛者，當歸芍藥散主之，小建中湯亦主之。

小建中湯方

桂枝三兩　芍藥六兩　甘草三兩（炙）　生薑三兩（切）　大棗十二枚（擘）　飴糖一升

上六味，以水七升，煮取三升，去滓，納膠飴，更上微火消解，溫服一升，日三服。

問曰：婦人病，飲食如故，煩熱不得臥，而反倚息者，何也？

師曰：此名轉胞，不得溺也，以胞繫了戾，故致此病，但利小便則癒，腎氣丸主之。

腎氣丸方

地黃八兩　薯蕷四兩　山茱萸四兩　澤瀉三兩　牡丹皮三兩　茯苓三兩　桂枝一兩　附子一枚（炮）

上八味，末之，煉蜜和丸，梧桐子大，溫酒下十五丸，日再服，不知漸增，至二十五丸。

婦人陰寒，蛇床子散主之。

蛇床子散方

蛇床子一兩

上一味，末之，以白粉少許，和合相得，如棗大，綿裹納陰中，自溫。

少陰脈滑而數者，陰中瘡也，蝕爛者，狼牙湯主之。

狼牙湯方

狼牙三兩

上一味，以水四升，煮取半升，去滓，以綿纏箸如繭大，浸湯瀝陰中，洗之，日四遍。

胃氣下泄，陰吹而喧，如失氣者，此穀道實也，豬膏髮煎主之。

豬膏髮煎方

豬膏半斤　亂髮三枚（如雞子大）

上二味，和膏煎之，髮消藥成，分再服。

桂林古本 **傷寒雜病論**

著　　者｜(東漢) 張仲景
主　　編｜李孝波
策劃編輯｜宋　偉
責任編輯｜翟　昕

發 行 人｜蔡森明
出 版 者｜大展出版社有限公司
社　　址｜台北市北投區（石牌）致遠一路 2 段 12 巷 1 號
電　　話｜(02)28236031・28236033・28233123
傳　　真｜(02)28272069
郵政劃撥｜01669551
網　　址｜www.dah-jaan.com.tw
電子郵件｜service@dah-jaan.com.tw
登 記 證｜局版臺業字第 2171 號

承 印 者｜傳興印刷有限公司
裝　　訂｜佳昇興業有限公司
排 版 者｜ERIC 視覺設計
授 權 者｜山西科學技術出版社
初版 1 刷｜2025 年 6 月

定　　價｜330 元

國家圖書館出版品預行編目（CIP）資料

桂林古本・傷寒雜病論 /（東漢）張仲景著，李孝波主編
—初版—臺北市，大展出版社有限公司，2025.06
面；21 公分—（中醫經典古籍；14）
ISBN 978-986-346-515-7（平裝）
1.CST: 傷寒論　2.CST: 中醫典籍
413.32　114005874